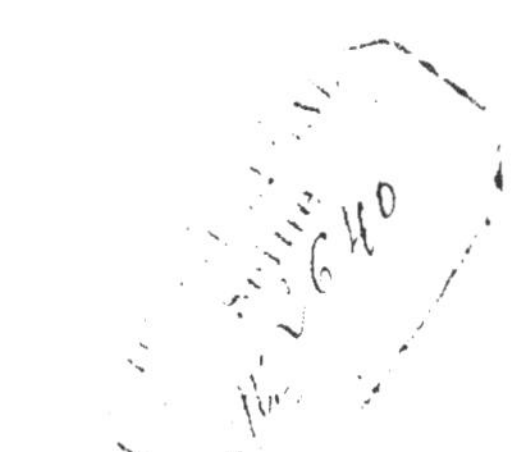

ESSAI SUR QUELQUES

TUMEURS PULSATILES DE L'ORBITE

PAR

DILATATION VEINEUSE

ESSAI

SUR

QUELQUES TUMEURS PULSATILES

DE L'ORBITE

PAR DILATATION VEINEUSE

PAR

LE Dr A. DUMÉE

ANCIEN ÉLÈVE DES HÔPITAUX DE PARIS,
MÉDAILLE DE BRONZE DE L'ASSISTANCE PUBLIQUE, 1868.

PARIS
LEFRANÇOIS, LIBRAIRE-ÉDITEUR
RUE CASIMIR-DELAVIGNE, 9.

1870

ESSAI

SUR

QUELQUES TUMEURS PULSATILES

DE L'ORBITE

PAR

DILATATION VEINEUSE

PAR

LE Dr A. DUMÉE

ANCIEN ÉLÈVE DES HÔPITAUX DE PARIS,
MÉDAILLE DE BRONZE DE L'ASSISTANCE PUBLIQUE, 1868.

PARIS
LEFRANÇOIS, LIBRAIRE-ÉDITEUR
RUE CASIMIR-DELAVIGNE, 9.

1870

ESSAI

SUR QUELQUES TUMEURS PULSATILES

DE L'ORBITE

PAR

DILATATION VEINEUSE

AVANT-PROPOS

Les tumeurs pulsatiles de l'orbite, par dilatation veineuse, qui n'ont été décrites, sous ce titre, dans aucun livre classique, sans doute à cause de leur peu de fréquence et de la difficulté d'établir nettement leur nature, leur siége et leur diagnostic, ont attiré notre attention et fixé notre étude, lorsque M. Wecker publia deux observations intéressantes de cette maladie dans les *Annales d'oculistique*, 1869.

Nous savions d'ailleurs qu'il existait deux mémoires sur ce sujet dans les tomes XLII et XLVIII des *Med. chir. Trans.* de Nunneley.

Afin de nous faire une idée plus approfondie de cette question, nous avons traduit les observations rapportées dans ces deux mémoires, recherché, en les rapprochant d'autres observations publiées en France, s'il n'y aurait pas lieu de faire une histoire spéciale de ces tumeurs qui ont reçu, des observateurs qui les rapportent, des noms différents suivant leur manière d'envisager la maladie.

Travers et Dalrymple appellent en général les tumeurs pulsatiles de l'orbite « Anévrysmes par anastomose ». Quoique Dalrymple fît cette remarque à propos du cas de M. Busk (observation XVII), que c'était un cas d'anévrysme vrai de l'orbite et non de tumeur érectile ou d'anévrysme par anastomose et il appuyait cette opinion sur ces caractères : l'apparition soudaine de la maladie avec douleur, son accroissement rapide et la pulsation violente dans les tumeurs même petites et récentes.

Curling désigne le cas rapporté par lui dans le trente-septième volume des *Med. chir. Trans.*, sous le nom d'*anévrysme traumatique.* Valton rapporte le fait d'un *anévrysme par anastomose*, chez un enfant (*Traité des op. chir.*, p. 259).

Georges Freer cite un cas qu'il appelle *fongus hématode* et que Middlemore, dans le vol. II,

p. 619, dit très-certainement être un anévrysme par anastomose.

Ferguson, Erichsen, le professeur Miller, M. Valton, Guthrie (*Op. sur l'œil*, p. 168), se rangent à l'idée d'anévrysme par anastomose.

Demarquay, dans son traité des tumeurs de l'orbite, dit qu'il existe dans la science des observations de prétendues tumeurs érectiles artérielles traitées avec succès par la ligature de la carotide primitive, ou d'anévrysme par anastomose; pour lui, ce sont bien probablement des tumeurs anévrysmales.

Pour tous ces auteurs, il n'y a pas de doute; la maladie siége dans l'orbite, quelle que soit la dénomination qu'ils lui donnent. Cependant, Gendrin, cité par Fano, ne trouvant rien dans les vaisseaux orbitaires, est obligé de reconnaître que les symptômes étaient dus à une lésion siégeant en arrière de l'orbite et il en donne une explication très-acceptable.

Mackenzie désigne toutes les tumeurs pulsatiles de l'orbite sous le nom de TUMEURS ANÉVRYSMOÏDES de l'orbite afin de comprendre toutes les tumeurs caractérisées par le bruit dont-elles sont le siége, la propulsion de l'œil, la pulsatilité à la pression. Il indique que ces tumeurs peuvent être : 1° des anévrysmes vrais de l'artère ophthalmique; 2° des anévrysmes faux ou artérioso-veineux; 3° des anévrysmes par anastomose; 4° des anévrysmes traumatiques, suite de coups ayant amené la lésion de l'artère ophthalmique seule ou de la veine en même temps; des thromboses, des phlébites des sinus caverneux ayant donné lieu à la coagulation du sang dans un point fixe particulier et par suite à l'obstacle au cours du sang, cause de l'exophthalmie.

Nunneley donne à ses observations le titre de SAILLIE VASCULAIRE DU GLOBE DE L'ŒIL.

Wecker emploie la dénomination de TUMEURS PULSATILES DE L'ORBITE que nous lui avons empruntée parce qu'elle a le mérite de ne préjuger en rien la nature de l'affection, et modifiée, pour indiquer la variété que nous étudierons.

Nous avons voulu en rappelant brièvement ces diverses opinions, faire voir que cette question méritait une attention toute particulière; — si nous n'avons pas réussi à donner entièrement l'état de la science sur ce sujet, nous aurons, au moins, tenté de faciliter des travaux plus complets, en faisant connaître les observations anglaises et en les comparant à celles qui étaient déjà publiées en France.

Nous insisterons sur ces points : avec tous les

symptômes dits caractéristiques d'anévrysme de l'orbite par beaucoup d'auteurs : il peut y avoir anévrysme et dilatation veineuse, l'anévrysme loin d'exister dans l'artère ophthalmique peut se trouver dans le sinus caverneux, une tumeur cancéreuse comprimer la veine ophthalmique sans altération de l'artère; enfin la seule lésion peut être la dilatation de la veine ophthalmique.

Nous essayerons en analysant les observations suivies d'autopsie de montrer que dans d'autres où la guérison a été obtenue la maladie pouvaît être de même nature, avoir le même siége. Nous expliquerons les symptômes observés et nous indiquerons rapidement les traitements employés et les résultats obtenus.

CHAPITRE Ier

SYMPTOMES ET MARCHE.

Nous donnerons d'après l'ordre suivi dans le *Compendium de chirurgie* les symptômes qui précèdent l'apparition de la tumeur qui s'est montrée spontanément ou à la suite d'un coup, et ceux qui se développent ensuite.

Avant l'apparition de la tumeur. — Quand il n'y a pas eu de traumatisme, le début de la maladie peut être brusque comme dans les cas de Nunneley. Obs. XIX : la malade sentit *en se baissant* comme un coup de fusil et quelque chose crever dans l'œil, dans l'obs. XXI : « comme un grand éclat de lumière, la douleur a pénétré dans l'œil et il semble tout en feu. » Obs. IX, « une faiblesse subite et quelque chose de drôle dans la tête. » — Le développement peut être assez lent pour être inaperçu des malades, comme dans d'autres cas cités également par Nunneley, où on venait le consulter pour d'autres maladies et non pour l'état de l'œil, ou progressif, comme dans le cas de Wecker.

Presque en même temps que cette sensation subite, les malades se plaignent de douleurs plus ou moins vives dans le fond de l'orbite, d'élancement dans le globe de l'œil, la douleur s'étend jusque dans les régions frontale et temporale. Des troubles de la vision apparaissent, les malades ne voient plus nettement les contours des objets bien qu'ils en distinguent encore la couleur.

Apparition de l'exophthalmie. — Ensuite on constate la saillie du globe oculaire et on perçoit des battements en appliquant la main sur l'œil et on entend un bruit de souffle plus ou moins intense, avec le stéthoscope. — Enfin une petite tumeur se montre ayant le plus souvent son siége a l'angle interne de l'œil, au-dessus du tendon de l'orbiculaire (obs. citées de Mackenzie, Travers, Dalrymple, Busk, Desormeaux, Wecker.

Ce lieu d'élection n'a pas été remarqué jusqu'ici; aussi nous appelons l'attention des chirurgiens sur ce symptôme. Il nous paraît résulter indubitablement de la disposition du tronc de la veine ophthalmique qui, au niveau de l'angle interne de l'orbite, s'anastomose avec les veines de la face.

Si on examine la conjonctive, elle est injectée, il y a de l'œdème des paupières. Le cristallin est louche, l'iris paresseux. On observe la paralysie d'un ou de plusieurs muscles.

Plus tard, si aucun traitement efficace n'est intervenu, on voit survenir du larmoiement l'amaurose, la dilatation de la pupille, une atrophie de l'œil et perte de l'ouïe du côté malade (Nunneley.)

Puis des troubles fonctionnels de la respiration qui est gênée, de la déglutition, de la mastication qui pourraient être expliqués par la présence d'un goître comprimant directement le pharynx et la trachée ou les nerfs qui animent ces organes. Nunneley dans presque tous les cas rapportés par lui a, en effet, signalé la coïncidence de goîtres énormes avec l'affection qui nous occupe.

L'exophthalmie augmente, le chémosis des paupières également, il devient assez considérable pour qu'on ne puisse les écarter. — Les mouvemeuts du globe sont abolis incomplétement ou tout a fait comme dans le cas de Nunneley où il dit qu'aucun des mouvements imprimés à l'œil du côté sain n'en faisait percevoir dans l'œil malade (obs. XXI).

Examen ophthalmoscopique. — Si on regarde l'œil à l'ophthalmoscope, on trouve des symptômes de névro-rétinite, une DILATATION CONSIDÉRABLE DE LA VEINE CENTRALE DE LA RÉTINE. Dans le 1er cas de Wecker (obs. I), la papille semblait animée d'un mouvement rhythmique isochrone à la systole ventriculaire, les contours de la papille sont effacés, elle est colorée en rouge par des vaisseaux de formation nouvelle; les artères sont pâles et amincies, on trouve des épanchements apoplectiques le long des veines.

Cet examen qui a donné le même résultat principal, la constatation de la dilatation des veines retiniennes, ne devra jamais être négligé, car il permettra de se mettre en garde contre une affirmation trop précipitée de dilatation anévrysmale, après avoir constaté la saillie du globe oculaire, le bruit de souffle et les battements dans la tumeur.

Dans les deux cas de Wecker, les contours de la papille sont effacés ; dans la moitié externe dans le premier, les artères sont pâles et amincies, dans le second, elles ne présentent rien d'anormal.

Quand la tumeur s'est développée à la suite d'un coup par instrument piquant les symptômes se montrent rapidement. Si le corps vulnérant est de forme ronde ou si le malade a fait une chute sur le côté de la tête, c'est au contraire au bout d'un certain temps, quelquefois assez long, après que les contusions et la plaie sont entièrement guéries, qu'on les observe.

CHAPITRE II.

PATHOGÉNIE.

Nous exposerons, dans ce chapitre, les causes diverses qui ont amené la maladie et nous chercherons, en examinant les explications fournies par les auteurs, comment les symptômes peuvent être manifestés.

Etiologie. — La maladie se développe spontanément, à la suite d'un mouvement brusque, l'action de se baisser, par exemple (cas de Nunneley, obs. XIX), où à la suite d'un traumatisme.

Spontanément. — L'âge adulte est au moins une cause prédisposante, car on ne connaît que des cas incomplets de Walter, de Mott, chez des enfants, et dans celui de Mott, l'affection ne fut pas congénitale, elle n'apparut que cinq mois après la naissance.

Le sexe doit être noté également, les femmes

paraissent être plus souvent atteintes que les hommes. — Coïncidence du tempérament lymphathique et de goîtres considérables.

A la suite d'un coup.— Une cause quelconque capable d'amener la rupture d'un vaisseau et un épanchement sanguin peut donner lieu à une tumeur pulsatile. Un coup de parapluie, dans le cas de Nélaton, mais plus souvent comme dans certaines observations de Nunneley, *un coup de poing* ou une chute sur un corps contondant. — L'opinion de Demarquay : « Les épanchements sanguins faits par des instruments tranchants étroits produisent bien plus vite l'exorbitisme que ceux dus à des corps vulnérants volumineux, » est parfaitement confirmée par les observations.

Quand le traumatisme a eu lieu par un instrument piquant, les symptômes se sont manifestés de suite ou quelques jours après l'accident, tandis que dans les cas de Nunneley, où les malades ont reçu des coups de poing, ils semblaient guéris depuis longtemps de la blessure, quand apparaissait la tumeur pulsatile; de même quand la tumeur était due à la pression exercée par un cancer, la succession des symptômes était moins rapide.

Essayons maintenant d'expliquer les pulsations causées par une simple dilatation veineuse, ainsi que l'exorbitisme, écartant les cas plus faciles à comprendre où ces symptômes reconnaissent pour cause un anévrysme ou de l'artère ophthalmique à son entrée dans l'orbite, ou de l'artère carotide au niveau du sinus caverneux.

L'*exorbitisme* s'explique par toute compression exercée derrière le globe de l'œil, Or, un obstacle matériel au cours de la circulation veineuse, détermine la dilatation de la veine ophthalmique ainsi que le prouvent un certain nombre de faits suivis d'autopsie, d'où la compression exercée en arrière de l'œil et sa propulsion plus ou moins marquée au dehors.

Quant aux BATTEMENTS, Gendrin les attribue aux battements artériels de la carotide et de l'artère ophthalmique transmis par le sang infiltré autour de ces artères et par les veines ophthalmiques dilatées.

M. Aubry, et M. Demarquay se range à son opinion, rend compte des pulsations par deux explications différentes : ou bien elles sont dues aux battements de la carotide interne dans le sinus caverneux dilaté et à la transmission de ses battements au sang contenu dans la veine, ou bien leur présence résulte de ce que, par suite du développement vasculaire des parois crâniennes, les capillaires plus dilatés ont établi entre les artères et les veines une communication assez large pour que l'action du cœur sur le cours du sang veineux se soit fait sentir plus facilement qu'à l'ordinaire. C'est l'idée de tumeur érectile.

Pour Nunneley, les symptômes principaux ne dépendent pas essentiellement de l'anévrysme vrai ou faux, qu'il soit dans l'orbite ou dans le crâne, mais peuvent venir d'autres causes variées résultant de la pression post-oculaire sur la veine ophthalmique.

Mais la marche de la maladie et l'apparition de symptômes dix-huit mois après que la ligature a été posée dans le cas d'Armitage, obs. XX, et longtemps après le coup reçu; dans d'autres cas, ainsi que l'œdème des paupières, indiquent assez que la saillie vasculaire est passive et dépend d'un obstacle au cours du sang dans la veine ophthalmique. Nous voyons ce fait se produire dans le cas d'anévrysme poplité : le membre enfle au-dessous de la tumeur, par suite de la pression exercée sur la veine satellite.

Dans les cas d'origine traumatique, la cause

de la compression de la veine ophthalmique se trouverait, d'après Nunneley, dans l'épanchement de sang au niveau du sinus caverneux. Cet auteur cite le cas d'une jeune femme opérée dans le Moerfields ophthalmick hospital, chez laquelle on trouva du pus dans le sinus caverneux.

On comprend sans peine qu'un anévrysme de l'artère ophthalmique, siégeant au sommet de l'orbite, ait pu donner lieu à une compression de voisinage sur la veine ophthalmique et à la dilatation de celle-ci. Cette compression peut s'exercer beaucoup mieux soit au sommet de l'orbite, soit dans le sinus caverneux; car, dans l'orbite, les parties molles cèdent facilement, et il faut un épanchement considérable pour amener une compression suffisante, tandis qu'au niveau du sinus caverneux, l'artère, les veines, les nerfs sont entourés de parties fibreuses dures, ne cédant pas facilement : aussi suffira-t-il d'une très-petite pression pour produire des phénomènes très-marqués de stase sanguine.

Lorsque l'anévrysme qui siége en dehors de la cavité orbitaire, dans le sinus caverneux, dépend, comme dans l'obs. de Nélaton (obs. IV), d'une communication de l'artère avec le sinus, en un mot lorsqu'on a affaire à un anévrysme artérioso-veineux, les phénomènes d'exophthalmie sont faciles à expliquer.— La tension artérielle étant supérieure à la tension veineuse, il arrive à chaque systole du cœur une grande quantité de sang artériel qui s'engage dans le sinus caverneux et par conséquent tend à ralentir le cours du sang veineux contenu dans l'orbite. De plus les parois veineuses dans lesquelles reflue le sang artériel se dilatent, il se passe là ce qu'on observe dans tous les autres points de l'économie quand il s'agit d'un anévrysme artério-veineux ou pour mieux dire d'une varice artério-veineuse. La stase du sang veineux, les modifications subies par les parois veineuses, leur dilatation, expliquent facilement l'exophthalmie et souvent même la suffusion séreuse des parties molles. La communication artérioso-veineuse rend aussi complétement compte du bruit de souffle continu intermittent et des battements transmis au globe oculaire.

En résumé, nous pensons que toute espèce de tumeur siégeant au niveau du sommet de l'orbite, peut comprimer les parties voisines, par conséquent la veine ophthalmique, et la dilater. D'autre part, une oblitération complète ou incomplète du sinus caverneux, par une tumeur anévrysmale, cancéreuse ou autre, peut gêner la circulation en retour par la veine ophthalmique, et entraîner aussi des phénomènes de pulsations du côté de l'orbite.

Cependant, il se présente beaucoup de cas, même lorsque les phénomènes de stase sanguine sont évidents, où il est impossible de déterminer avec exactitude la nature et de préciser le siége de l'altération pathologique.

CHAPITRE III.

DIAGNOSTIC.

Pour faire le diagnostic d'une tumeur pulsatile par dilatation veineuse, ou plutôt pour tenir compte de toutes les indications qui peuvent faire supposer cette maladie, car nous pensons qu'il n'existe pas de signe pathognomonique, voici l'ordre qu'il est bon de suivre :

On doit se demander d'abord s'il y a véritablement propulsion de l'œil, écarter les autres maladies, telles que l'hydrophthalmie, le phlegmon oculaire, qui pourraient donner lieu à une apparence de proéminence du globe. — On reconnaîtra ces maladies à l'agrandissement des chambres de l'œil dans l'hydrophthalmie, à la marche de la maladie avec réaction inflammatoire dans le phlegmon.

Après avoir constaté nettement la compression du globe oculaire, doit-on l'attribuer à une tumeur orbitaire, un épanchement traumatique, une périostite chronique, un phlegmon rétro-oculaire, un œdème, et un emphysème orbitaire? — Toutes ces maladies se distinguent par des signes particuliers, bien qu'une périostite syphilitique ait pu être prise, dans un cas cité par Mackenzie, pour une ophthalmie profonde et pour un cancer.

Les auteurs du *Compendium* s'expriment ainsi au sujet des tumeurs de l'orbite : « Si l'on excepte l'anévrysme et la tumeur érectile avec leur siége particulier, les battements isochrones aux pulsations du pouls, le bruit de souffle et de rouet, toutes les autres tumeurs, exostoses, abcès chroniques, lipomes, kystes, cancer même, donnent lieu à des symptômes à peu près semblables. Le doute est le parti le plus sage, et l'on s'exposerait en voulant aller plus loin dans le diagnostic à beaucoup d'erreurs et de mécomptes. » Nous partageons entièrement l'avis de ces chirurgiens, en ajoutant toutefois que les tumeurs cancéreuses ne se distinguent pas aussi facilement des anévrysmes, que le feraient supposer les caractères bien tranchés de ces dernières tumeurs. Observations de Nunneley (obs. XX), de Hulke (présence de tous les signes principaux d'un anévrysme de l'orbite, mais absence d'anévrysme ou de tumeur érectile. Observation de Wecker (obs. I) : dépérissement cachectique. Les déformations des parois orbitaires qui sembleraient propres au cancer, peuvent se rencontrer dans le cours des affections anévrysmales également. La ponction exploratrice donnera dans ces cas d'utiles renceignements.

Si on est en présence d'une tumeur de l'orbite dans laquelle il existe des battements, on doit donc se demander de quelle nature est la tumeur ; si c'est un cancer, une dilatation anévrysmale ou veineuse. On devra soupçonner plutôt un cancer que toute autre lésion, si le malade se trouve dans un état de dépérissement cachectique, avec la teinte jaune des cancéreux, si la tumeur est dure en certains points, ramollie dans d'autres, si elle a envahi les parties orbitaires par sa partie externe, et surtout si le malade présente des tumeurs de même nature en d'autres points, ainsi que nous le voyons dans le cas d'Armitage (obs. XX), de Nunneley;

si en comprimant la tumeur elle est irréductible; quand, en exerçant une pression sur la carotide du côté malade, les battements cessent, mais la tumeur ne s'affaisse pas; quand dans les antécédents du malade se trouvent des affections de ce genre.

Lorsqu'il est impossible de réunir tous ces signes, quand la tumeur disparaît par la pression, est molle, réductible; quand, en comprimant la carotide, on voit disparaître les battements et le bruit de souffle, il y a tout lieu de penser que la tumeur est due à une dilatation anévrysmale ou veineuse.

Si le malade a reçu un coup d'un instrument piquant comme dans le cas de Nélaton, on peut supposer l'existence d'un anévrysme artérioso-veineux.

S'il n'y a pas eu traumatisme; si la tumeur siége à l'angle interne de l'orbite, au-dessus du tendon de l'orbiculaire; si on constate à l'examen ophthalmoscopique la dilatation de la veine centrale de la rétine avec amincissement et pâleur des artères de la papille; si les vaisseaux de la conjonctive sont dilatés, les veines dilatées noires et tortueuses (obs. XIX de Nunneley); si on voit des vaisseaux dilatés se porter de la tumeur à la conjonctive scléroticale (observation XVI,

Mackenzie); si les veines de la paupière supérieure et des côtés du nez sont variqueuses (obs. XV de Travers; obs. XII de Desormeaux); on est en droit sinon de conclure au moins de songer à une tumeur pulsatile par dilatation veineuse.

Comment déterminer la cause précise de cette dilatation? Dans les cas où il y a paralysie de tous les muscles de l'œil, il semble impossible, suivant Nunneley, qu'un épanchement intra-orbitaire puisse déterminer cette perte absolue des mouvements de l'œil, tandis que ce phénomène s'expliquerait beaucoup mieux en supposant l'épanchement ou la tumeur au niveau du sinus caverneux. Nous pensons d'ailleurs que c'est au sommet de l'orbite que siége le plus souvent l'obstacle au cours du sang. C'est en ce point en effet que siégeait la cause de la compression veineuse, ainsi que le démontrent plusieurs autopsies (obs. III de Aubry): « Le sinus caverneux, largement dilaté, communique librement avec la veine ophthalmique légèrement variqueuse. Dans l'obs. II de Hulke, « La veine ophthalmique a beaucoup augmenté de volume... au point où cette veine s'ouvre dans le sinus caverneux, elle est obstruée par un caillot mou, altéré, semblable à celui qu'on trouve dans le sinus ; ce caillot se prolonge le long du tronc de la veine jusque dans l'orbite. » Dans l'obs. XIX de Nunneley «la carotide à son émergence du canal osseux et à l'origine de l'artère ophthalmique était très-dilatée, remplie et entourée par un caillot de la grosseur d'une fève.» C'est probablement ce caillot qui avait amené la compression de la veine ophthalmique dans l'obs. I de Wecker. L'artère ophthalmique était légèrement distendue, et ses parois un peu amincies ; la veine était fortement élargie: à son entrée dans l'orbite, elle mesure 10 mm. de diamètre et à l'endroit où êlle se divise pour la première fois 17 mm.; son premier rameau a un calibre de 5 mm., et le second de 8. On ne trouve par d'autre altération.

Nous terminerons donc en disant que la réunion des divers symptômes de tumeurs pulsatiles avec la présence d'une saillie siégeant plus particulièrement à l'angle interne de l'orbite indiqueront suivant toute probabilité une dilatation veineuse soit simple soit causée : 1° par une dilatation artérielle, 2° une thrombose de la veine ophthalmique, 3° une oblitération du sinus caverneux, enfin, 4° un épanchement siégeant plutôt au niveau du sommet de l'orbite que dans l'orbite même.

Le diagnotic ultérieur nous paraît impossible à formuler quant à présent. Peut-être les thromboses des sinus donnent-elles lieu à des phénomènes cérébraux spéciaux? Dans tous les cas l'attention des auteurs n'a pas été éveillée sur ce point.

CHAPITRE IV.

Observations

OBSERVATION Ire.

(Wecker, Annales d'oculistique, mars 1869.)

Mme Sarcher, âgée de 63 ans, d'une constitution robuste, raconte qu'au retour d'une promenade en voiture découverte, elle éprouva tout à coup un fort bourdonnement dans l'oreille gauche; elle se sentit très-faible, fut prise de *frissons et d'une violente céphalalgie* et fut forcée de se coucher. Le lendemain, elle était atteinte d'une chute de la paupière supérieure et le médecin de la maison reconnut une *paralysie absolue* de l'oculo-moteur. Il prescrivit une médication légèrement purgative. Au bout d'un mois les symptômes de paralysie de l'œil gauche diminuèrent. M. Vigla, appelé en consultation, ordonna l'application de 8 sangsues sur la tempe gauche. On eut beaucoup de peine à arrêter l'écoulement du sang. C'est à cette époque que la malade fait remonter la dilatation des vaisseaux du front et des tempes. La santé a toujours été fort bonne, seulement elle souffre de varices aux extrémités inférieures. Elle attribue la cause de son mal à l'avulsion d'une dent, qui lui a occasionné un fort ébranlement dans toute la tête. — Je vis la malade pour la première fois le 4 avril 1868; elle présentait tous les caractères d'une paralysie incomplète de l'oculo-moteur gauche. Comme la protrusion de l'œil est un symptôme fort ordinaire en pareil cas, et comme la malade ne me disait rien de ses bourdonnements d'oreille et qu'elle ne me parla que du refroidissement qu'elle avait éprouvé pendant sa promenade en voiture, je crus avoir affaire à une simple paralysie rhumatismale. Mais trois jours après, j'examinai l'œil gauche à l'ophthalmoscope, afin de m'assurer si l'état de la papille optique ne m'apprendrait rien sur la nature de la paralysie. Je constatai avec étonnement une dilatation considérable de la veine centrale. Je trouvai *les vaisseaux internes de l'œil*, ceux des paupières et du front fortement *dilatés*. L'un d'eux surtout, qui longeait le rebord interne et supérieur de l'orbite et parcourait le front, attira plus particulièrement mon attention. En appliquant le doigt sur ce vaisseau, je perçus un frémissement très-sensible, l'auscultation me fit entendre un bruit de sifflement intense, synchrone à la systole, lorsque le stéthoscope était placé sur la paupière supérieure de l'œil gauche. L'examen du cœur ne fit découvrir qu'une légère dilatation du ventricule gauche. C'est seulement alors que j'appris de la malade qu'elle entendait du bruit dans la tête et que de temps en temps, elle souffrait de battements de cœur.

Je prescrivis une médication dérivative, la diplopie fut corrigée à l'aide de verres appropriés. — Voici quelle a été depuis la marche de l'affection.

Vers le milieu d'avril, la paralysie des muscles de l'œil augmente sensiblement ; le droit externe et le grand oblique en sont atteints; la protusion du bulbe dépasse 3 à 4 millimètres. — On constate l'abolition du mouvement d'élévation de l'œil. Le calibre du vaisseau qui parcourt le rebord interne de l'orbite et le front atteint l'épaisseur du petit doigt. Le frémissement se perçoit à une distance de plus d'un centimètre du vaisseau. La conjonctive bulbaire est parcourue de *vaisseaux fortement dilatés*. Le mois de mai se passe assez bien, seulement la malade se plaint de bourdonnements dans le côté droit de la tête. L'œil droit présente aussi une dilatation de ses vaisseaux externes ainsi que de la veine centrale de la rétine. Vers la fin de mai on remarque de légères pulsations dans l'œil gauche. *La papille examinée à l'image renversée paraît soumise à un mouvement rhythmique de dehors en dedans*, isochrone à la systole ventriculaire. Au commencement de juin apparaissent quelques phénomènes inquiétants qui indiquent un état de compression des organes encéphaliques ; la sensibilité de toute la moitié droite du corps s'est éteinte et la malade accuse des fourmillements aux extrémités. *Le bruissement d'oreille est continuel et prive la malade de sommeil ;* elle ne sait plus dormir qu'en voiture, quand le bruit des roues est plus fort que celui qu'elle ressent dans la tête. Elle accuse une diminution du champ visuel gauche. Les contours de la papille (image renversée) sont complétement effacés; toute sa moitié externe présente une coloration rouge qu'à l'aide d'un verre convexe, on reconnaît être due à un réseau capillaire très-fin, de formation nouvelle, qui tapisse la surface de la papille. Les veines sont énormément distendues; elles atteignent le triple de leur calibre normal ; les artères sont pâles et amincies; près de la papille on trouve deux taches apoplectiques. Le 20 juin, la rougeur a envahi toute la papille, qui, en même temps, est un peu œdématiée ; trois nouveaux épanchements sanguins se sont produits au voisinage de la papille, le long des veines.

Considérant que la situation de ma malade devenait de jour en jour plus pénible, je fis la compression digitale de la carotide primitive gauche, ce qui arrêta momentanément les battements, le souffle et le bourdonnement. Malheureu -

sement on ne peut laisser le compresseur de Lüer à cause de l'embonpoint de la malade. — Alors Mme Sarcher se décida à se laisser faire la ligature de la carotide, le 20 juin, par M. le professeur Richet : les bruits cessèrent complétement ; seulement à l'auscultation, on entendit encore un léger souffle. Trois heures après l'opération, la malade fut frappée de paralysie de tout le côté droit et tomba dans un état soporeux, qui devint de plus en plus profond. La mort arriva cinquante-deux heures après l'opération. L'autopsie fut faite vingt-six heures plus tard.

Autopsie. — L'œil gauche était rentré profondément dans l'orbite et on ne distinguait plus de distension d'aucun des vaisseaux du bulbe, des paupières ou du front. L'ouverture de la boîte crânienne ne fit rien découvrir d'anormal. L'artère ophthalmique était légèrement distendue et ses parois un peu amincies ; la veine était fortement élargie, M. Cornil examina les organes contenus dans les deux orbites : « La veine ophthalmique gauche mesure à son entrée dans l'orbite 10 millimètres de diamètre et à l'endroit où elle se divise pour la première fois 17 millimètres ; son premier rameau a un calibre de 5 millimètres et le second de 8. La veine ophthalmique droite offre à peu près les mêmes dimensions. Lorsqu'après dessiccation on incise ces veines dans le sens de la longueur et de la largeur, on reconnaît que la tunique interne est considérablement épaissie et qu'elle contient un grand nombre de jeunes cellules à noyaux ovoïdes : on constate par conséquent les signes d'une prolifération très-active des éléments cellulaires de la tunique interne.

La tunique moyenne est presque exclusivement formée de faisceaux musculaires. La tunique externe est hypertrophiée. On y trouve des fibres musculaires lisses.

La membrane interne ne présente aucun signe de dégénérescence adipeuse. L'examen de la carotide fait découvrir une induration athéromateuse très-prononcée de la tunique interne.

La lésion anatomique essentielle consistait donc dans une distension extraordinaire de la veine ophthalmique avec inflammation de la tunique interne.

OBSERVATION II.

Présence de tous les signes principaux d'un anévrysme de l'orbite ; mais absence d'anévrysme ou de tumeur érectile.

(De Mackenzie, Supplément, p. 166. — Hulke, Ophth. hosp. reports, 1859-60; vol. II, p. 6.)

Une femme, âgée de 40 ans, entre, le 19 février 1868, à Kings Hospital dans le service de Bowman, avec tous les symptômes d'un anévrysme de l'orbite. Elle avait reçu, cinq mois avant, un coup de poing sur la tempe et le côté gauche de la tête. Le lendemain, vive douleur dans la tempe, augmentant, quand la malade marchait ou se penchait en avant, et troublant son sommeil. Au bout de quinze jours, la douleur fut remplacée par un bruit de sifflement, semblable à celui produit par une locomotive. Diplopie, quinze jours avant son entrée ; l'œil gauche est devenu rouge, et a fait une saillie sensible en avant.

Le 19 février, tuméfaction de la région orbitaire gauche avec proéminence de l'œil correspondant, congestionné; pupille dilatée, mais mobile. Elle ne peut lire. Dilatation des veines du bord externe de l'orbite. Il existe une dépression abrupte du bord inférieur de l'orbite, le bruit de sifflement est isochrone aux battements du cœur. Il n'y a eu aucuns symptômes cérébraux; vertiges ou perte de mémoire ; les doigts placés sur les paupières fermées perçoivent une pulsation sensible. Croyant à un anévrysme de l'orbite, M. Bowman se décida à pratiquer la ligature de la carotide primitive, en employant le chloroforme.

Le 27. La gaîne ne fut ouverte que dans l'espace indispensable pour laisser passer l'aiguille; on n'aperçut ni la jugulaire interne, ni le pneumogastrique. Dès qu'on serre la ligature, la pulsation s'arrête dans le vaisseau et dans les branches supérieures. Les pulsations et les bruits perçus au niveau de l'œil cessent. En revenant à elle la malade éprouva des nausées ; elle entendait encore du bruit dans sa tête, mais faiblement, et ce bruit ne fut entendu par personne. Le lendemain la malade entend de forts battements du côté droit mais ne voit plus double.

Le 7. Sa plaie prit un aspect phagédénique, on percevait au devant de l'œil et aussi sur le côté gauche du front, un bruit distinct.

Le 10. Léger suintement de sang de la plaie, et la suppuration est de mauvaise nature.

L'hémorrhagie reparaît deux fois dans les vingt-quatre heures qui suivent, la malade a un fort frisson, la ligature se détache treize jours après l'opération. Le lendemain il survient une hémorrhagie abondante qui se renouvelle plusieurs fois les jours suivants, l'œil gauche recommença à devenir saillant, la pupille dilatée et immobile, l'œil tourné en dehors, pas de pulsation de l'œil.

Le 15, il s'échappa un jet de sang, on l'arrêta en liant en masse. La malade continua à s'affaiblir et mourut le 17.

Autopsie. — Le feuillet viscéral de l'arachnoïde est un peu opaque, le cerveau et les vaisseaux parfaitement sains, un peu de sérosité dans la corne descendante du ventricule droit. Corps pituitaire gonflé et recouvert de lymphe plastique. La dure-mère qui recouvre la selle turcique, les apophyses clinoïdes postérieures, ainsi que celle qui correspond aux sinus caverneux, transverse, pétreux, supérieur et inférieur, était congestionnée et recouverte de lymphe plastique parsemée de petits caillots. La dure-mère qui forme la paroi externe du sinus caverneux est gonflée et ramollie, ainsi que la troisième paire, de même le ganglion de Gaser et les nerfs qui en partent. Dans la cavité du sinus *un fluide puriforme, coaguleux, ramolli et désagrégé. Le sinus transverse est rempli par un caillot ancien de couleur brun jaunâtre.* Le sinus circulaire également, un caillot grêle et décoloré s'étendait un peu du sinus caverneux dans le sinus pétreux supérieur? les trous vasculaires de la surface du corps du sphénoïde et du sommet de la portion pétreuse du temporal sont dilatés; la double courbure de la carotide qui repose contre le corps du sphénoïde, les plexus carotidiens et caverneux du grand sympathique baignent dans un sérum ichoreux, *mais l'artère n'est point dilatée*, et sa surface interne est parfaitement saine. Les branches de l'artère ophthalmique non dilatées ni plus nombreuses; la branche sous-orbitaire de la maxillaire interne n'est point dilatée, le sinus maxillaire est parfaitement sain. *La veine ophthalmique a beaucoup augmenté de volume*, elle ressemble à *une varice.* Cette augmentation de volume est due à un épaississement de ses tuniques et nullement à une dilatation de son calibre. Au point où cette veine s'ouvre dans le sinus caverneux, elle est obstruée par un caillot mou, altéré, semblable à celui que contient le sinus; ce caillot se prolonge le long du tronc de la veine jusque dans l'orbite, mais là, ainsi que dans les branches collatérales de la veine, il paraissait d'une date plus récente que le caillot qui obstrue l'embouchure de la veine dans le sinus caverneux. La carotide et ses branches étaient vides et saines; dans sa partie la plus élevée, elle contenait un mince caillot fibrineux, un simple fil qui n'occupait pas tout le calibre du vaisseau; dans la jugulaire saine, un mince caillot décoloré.

OBSERVATION III.

(Aubry. Gazette des hôp., n° 43, 1864.)

Une femme, âgée de 32 ans, présente une exophthalmie de l'œil droit qui a conservé ses fonctions, et que la malade, peu intelligente, attribue à une fièvre typhoïde dont elle fut prise il y a quatre ans. *A la partie interne de la paupière supérieure,* se voit une tumeur grosse comme une noisette, offrant une longueur de 20 millimètres sur 17 millimètres de hauteur; elle est sous-cutanée, sans changement de couleur de la peau. Plus en dedans, dans la rainure qui sépare le nez des paupières, existe une autre tumeur divisée en deux portions par le tendon de l'orbiculaire. Le lobe supérieur a 13 millimètres dans le sens vertical sur 5 millimètres de largeur; le lobe inférieur est situé au devant du sac lacrymal et simule une tumeur lacrymale. Ces tumeurs sont molles, fluctuantes, disparaissent sous la moindre pression et réapparaissent immédiatement après. Le doigt qu'on y applique très-légèrement, perçoit des pulsations isochrones aux battements artériels, un frémissement, un frôlement très-manifeste; on entend un bruit de souffle très-distinct, intermittent, isochrone à la systole ventriculaire. On diagnostique une tumeur anévrysmale siégeant dans l'orbite et développée dans l'artère ophthalmique. La malade, sujette à des éblouissements et à des vertiges, succombe brusquement neuf jours après son entrée à l'Hôtel-Dieu de Rennes. Avant de procéder à l'examen de la tumeur de l'orbite, une injection solidifiable est poussée dans la carotide primitive droite, pour permettre de distinguer plus nettement la branche de l'artère ophthalmique où siége l'anévrysme. La tumeur *était constituée par la dilatation et l'amincissement de la veine ophthalmique, et les bosselures observées à la paupière supérieure étaient constituées par cette veine.* Elle offre le volume du petit doigt; ses parois sont tellement minces qu'on pourrait les comparer à une séreuse ouverte en arrière dans le sinus caverneux qui est lui-même trois fois plus large que celui du côté gauche. Elle parcourt l'orbite, du sommet à la base, en décrivant des flexuosités. Au niveau de l'échancrure sous-orbitaire, elle reçoit la veine de ce nom, qui présente elle-même, en ce point, une dilatation notable. La veine nasale et la veine faciale sont aussi dilatées et annexées dans leur point le plus rapproché de l'angle interne de l'œil. Le sinus caverneux, largement dilaté, communique librement avec la veine ophthalmique variqueuse, il se termine en arrière par un cul-de-sac, et n'est dans aucun rapport, au moins autant qu'on peut le voir, avec le sinus pétreux inférieur.

OBSERVATION IV (Nélaton).

Nous ne donnons que la fin de l'autopsie de cette observation qu'on trouvera très-détaillée dans la thèse de Henry, Paris, 1856.

..... Dans l'intérieur du sinus on trouve l'orifice des vaisseaux qui y aboutissent. — A la partie antérieure et supérieure du sinus, se voient deux orifices distants l'un de l'autre de 6 millimètres, l'un externe, plus considérable, ovale, l'autre interne, arrondi. Ces deux orifices offrent des bords mousses et permettent facilement le passage d'un stylet de moyenne grosseur. Ils conduisent l'un dans le bout inférieur, l'autre dans le bout supérieur de la carotide interne qui a été complétement divisée dans l'intérieur du sinus. Le sang de la carotide interne se mêlait ainsi directement à celui du sinus caverneux.

Au-dessous et en avant de ces orifices à 8 millimètres de distance se voit l'orifice de la veine ophthalmique plus large que celui du côté gauche. *La veine ophthalmique droite injectée a plus de 1 centimètre de diamètre. Les branches sont très-développées.* — Les deux artères ophthalmiques sont d'égal calibre.

OBSERVATION V.

(De Nunneley. Med. chir. trans., t. XLII. Traduite de l'anglais.)

S. W..., homme actif, bien fait, robuste, vint me consulter à cause de l'état de son œil gauche. Il travaillait alors et continua ainsi jusqu'à la fin d'octobre, trois jours avant l'opération. L'histoire de sa maladie était courte et confuse, il la donnait par bribes et par morceaux, et ce n'est que longtemps après que j'en appris toutes les particularités. Comme c'était un homme intelligent, je ne comprenais pas tout d'abord pourquoi il ne me racontait pas fidèlement tout; mais cela me fut expliqué par la suite. Il était surveillant dans une filature de machines compliquées, à mouvements rapides, qui demandaient une grande attention et une bonne vue. On le regardait comme un bon employé, réputation qu'il ne méritait pas; car s'occupant bien de son travail pendant le jour, il passait les nuits à braconner ou à faire plus mal. Voilà pourquoi il avait intérêt à cacher l'origine et la marche de sa maladie, et ce qui la rendait difficile à diagnostiquer et à traiter.

Il paraîtrait qu'il était allé à un tir, s'était grisé, battu et avait reçu un coup sur l'œil; à la suite de ce coup, les paupières enflèrent beaucoup et noircirent. Cela se passa bien, et suivant lui sans autre suite; il regardait cela comme un œil noir ordinaire, et l'avait complétement oublié quand je lui rappelai ce fait. Pourtant, après quelques semaines, il s'aperçut que le globe de l'œil donnait une sensation différente de l'autre; il était ecchymosé, *la vue était diminuée*; il avait de *la difficulté à ouvrir les paupières*, en se levant le matin, et *éprouvait de la douleur autour de l'orbite.*

Quand je le vis pour la première fois, 14 août 1852, le globe était décidément saillant; la conjonctive très-congestionnée, ses vaisseaux étaient plutôt dilatés que nombreux; les mouvements de l'œil étaint un peu difficiles, l'iris était d'apparence normale, mais un peu lent dans ses mouvements. La vue n'était pas sensiblement altérée. Il ne se plaignait pas d'une grande douleur, mais d'une sensation de pesanteur qui le tourmentait.

Je pensai que le globe était refoulé en avant par quelque épanchement particulier, soit un abcès chronique, soit un kyste séreux. Je prescrivis des irritants peu actifs derrière l'oreille, de l'extrait de Saturne pour l'œil, du mercure le soir, des boissons amères le matin; une abstinence absolue d'excitants. Je le vis seulement de temps à autre.

D'abord, il crut qu'il allait mieux, sans doute parce que sa santé générale s'était améliorée, je ne le pensais pas. Peu à peu *le globe devint plus saillant, la sclérotique se congestionna, la conjonctive aussi, l'iris devint trouble et plus paresseux, les paupières très-gonflées,* la paupière supérieure dans sa partie moyenne, l'inférieure aux angles interne et externe, plutôt comme s'il y avait un épanchement situé profondément, qu'une congestion des vaisseaux palpébraux. La pression sur l'une de ces saillies rendait l'autre plus tendue, et il semblait que la pression allait rompre la peau.

26 octobre. La saillie externe de la paupière inférieure fut ponctionnée avec une aiguille épaisse (broad needle), il s'écoula seulement une goutte de sang artériel. Pensant que ce pouvait être un kyste, qui n'avait pas été ouvert, je ponctionnai la saillie du centre de la paupière supérieure : alors un petit jet de sang artériel jaillit, mais il cessa en retirant l'aiguille. La conjonctive se congestionna tout à fait, et les paupières furent gonflées par une abondante infiltration de sang. On arrêta ces accidents avec de l'eau froide. J'étais parfaitement sûr qu'il y avait un anévrysme de l'orbite, que je soupçonnais un peu avant. Une légère

pression sur l'orbite avec de la charpie imbibée d'eau froide et des purgatifs actifs, furent employés.

Le 28 oct. Le gonflement et la coloration des paupières sont moindres, mais je sens certainement une légère pulsation dans l'orbite. Alors il m'informa, pour la première fois, que quelques semaines après le coup, il avait consulté un médecin pour une grande douleur de la face et de la tête, douleur qu'on avait considérée comme un tic douloureux. Il ajoutait que, toujours depuis le coup, il était tourmenté la nuit par un battement pénible et continuel, un bruit dans la tête et un bourdonnement dans l'oreille gauche, mais que, si ce n'est *en se baissant*, jusqu'au deux derniers jours, il ne s'en apercevait jamais pendant la journée, sans doute à cause du voisinage des machines. On continue les purgatifs, la pression et le froid.

3 nov. Le gonflement des paupières diminue assez pour que les doigts puissent les écarter et mettre le globe à découvert. L'œil devient plus saillant qu'une semaine avant, la congestion de la conjonctive plus considérable, la pulsation plus marquée, avec thrill évident. Comme la pression sur la carotide arrêtait tous ces symptômes, diminuait la saillie et la congestion du globe, il fut décidé qu'on lierait ce vaisseau. Il n'y avait pas de difficulté opératoire. La gaîne du vaisseau fut ouverte juste assez pour passer le fil. On n'aperçut ni le pneumogastrique ni la veine jugulaire. Au moment de serrer le fil, le malade *fut pris de douleur et de nausée*, qui ne durèrent qu'un instant, et il s'écria : « La douleur et le bruit dans ma tête ont cessé, je vois mieux. » C'est alors que n'ayant plus ce bourdonnement et ce bruit, il se rendit mieux compte qu'il les avait depuis longtemps. Le pouls n'avait pas été influencé, peut-être plus lent et plus faible.

Le 5. Il fut très-bien jusqu'à ce jour. Il se plaignait maintenant de céphalalgie surtout du côté droit, il est tranquille, s'il se couche du côté gauche; mais en se tournant du côté droit, il éprouve une grande douleur et rien du côté gauche. Vers la nuit, cette douleur s'augmente d'un bruit de canon et de pièces d'artifice dont il se plaint comme se faisant ressentir du côté droit, jamais du côté gauche. Une saignée du bras amène du soulagement.

Le 12. Il est assez bien pour se lever, la tête est dégagée tout à fait. Il peut ouvrir les paupières, le globe est rentré dans l'orbite, la congestion de la sclérotique et de la conjonctive a presque disparu excepté du côté externe du globe.

Le 27. Pendant trois jours encore, le mieux continua. l'œil devint presque normal et les paupières bien ouvertes. Depuis, il ne s'améliora plus et je crois qu'il y a un léger retour de pulsation dans l'artère temporale gauche avec un peu de congestion des paupières. — Saignée de 16 onces et bonne purgation.

4 décembre. L'état de l'œil n'a pas beaucoup changé. Les pulsations dans les branches de la temporale ont disparu. Il se trouve si bien, qu'il veut aller chez lui. Comme la ligature tient encore solidement et qu'il y a des fongosités autour, on coupe le fil dans la plaie. Excepté dans le trajet du fil, la plaie s'était fermée immédiatement.

23 janvier 1869. Comme j'appris que de retour chez lui, il avait commencé de suite à braconner pendant la nuit et à chasser le lapin pendant le jour, je l'engageai à retourner à son travail qu'il a continué, depuis la note à son sujet. Il se regarde comme guéri, et prend plus d'exercice que jamais. L'état de son œil s'est amélioré sous tous les rapports. Pendant la nuit dernière, il était survenu une grande douleur dans l'œil gauche, et le globe de cet œil était plus saillant. La congestion de la conjonctive augmenta beaucoup et je crus sentir une légère pulsation, obscure dans l'orbite. Il avait toujours été purgé, de l'eau froide sur l'œil; il raconte qu'il est tranquille pendant la nuit et s'abstient de tout excitant (assertion qu'il m'avoua plus tard avoir été fausse, puisqu'il avait braconné toute la nuit). Bien que le pouls

fût et ait été plus faible et plus lent, on lui fit une saignée du bras de 24 onces. J'ordonnai de prendre aussi peu de nourriture et de boisson que possible, de rester couché le moins possible, de continuer le froid et la pression.

Le 28. Le bruit et la pulsation ont beaucoup augmenté la semaine dernière ainsi que tous les symptômes, tellement que je me décidai à lier la carotide droite (le malade désirait beaucoup l'opération), si la maladie n'avait pas diminué àla fin de la semaine.—Nouvelle saignée.

Le 31. Tous les symptômes s'amendent. Il dit qu'en se couchant, il n'était pas mieux la veille, mais, en s'éveillant le matin, il trouva que le sommeil l'avait bien soulagé.

5 février. Même état, nouvelle saignée.

Le 8. Il va mieux depuis le 5. On fait une saignée de 24 onces, sans aucune menace de syncope. La nuit précédente, la ligature était tombée quatre-vingt-seize jours après l'opération. Après deux ou trois jours, la cicatrice était un peu sensible, le nœud était bien fait et solide, l'anse parfaite et le fil sans altération.

Le 21. L'amélioration continua lentement. La pulsation et le bruit sont moindres, sans avoir disparu. Comme il tombait de la neige, j'en fis mettre un peu sur l'orbite, en la renouvelant à mesure qu'elle fondait.

Le 23. Pendant les quarante-huit dernières heures, on avait appliqué de la neige. Tout d'abord cela causait une grande douleur qui disparaissait ensuite. La congestion et la saillie sont moindres. Sous tous les autres rapports, il est dans le même état.

Ce malade quitta le service subitement. J'ai appris qu'il avait repris son travail pendant quelques jours, quand il fut mis en prison. Après son élargissement, il quitta la ville et je le perdis de vue jusqu'en juin 21, époque à laquelle il se présenta de nouveau à moi. Depuis la dernière relation, il n'avait rien fait si ce n'est de fréquentes applications de joubarbe et de crème (*cream*) qui avaien amené un écoulement abondant de larmes. Il avait bien vécu et travaillé dur. Il était en très-bonne santé. L'état de l'œil était le même qu'un mois après la ligature de la carotide et avant la réapparition des symptômes. Les paupières s'ouvraient presque aussi largement que celles de l'autre œil, bien qu'elles fussent un peu indurées. Il y avait peu ou pas de saillie de l'œil. Il y avait encore trois largesvaisseaux qui serpentaient du côté externe de la conjonctive, mais pas de congestion générale ; il peut voir les objets, mais leurs contours sont indistincts. L'iris est sombre et paresseux. Pas de pulsations dans les branches de la carotide gauche, pas de pulsations exagérées dans celles de la droite.

Il fut alors fourré de nouveau en prison, et devenu libre, il travailla comme terrassier dans les canaux. Je le vis pendant l'été de 1857. L'œil était alors normal, si ce n'est une cataracte commençante (cataractoes); pas de saillie ni de congestion. — Il fut de nouveau convaincu de vol avec effraction dans une maison, et condamné à quatre ans de prison à Wakefield où je le vis (mars 1859). Il était bien, faisait le travail ordinaire des prisons. Les paupières sont normales, l'œil est un peu saillant, la vue tout à fait perdue. Il y a deux ou trois gros vaisseaux serpentant comme auparavant, mais pas de congestion générale. Il dit maintenant qu'il a été très-bien guéri par l'opération et c'est à lui qu'il reproche la légère apparition de symptômes trois semaines après l'opération, car il sortit furtivement par un temps très-froid, but et mangea largement. De plus sa grande rechute, six semaines après, tint à ce qu'il passa la nuit à braconner, faits qu'il avait cachés. Cependant, à présent, quant à l'anévrysme, la cure peut être considérée comme complète.

OBSERVATION VI (Nunneley).

Thomas J..., âgé de 38 ans, cardeur de laine, pâle, d'apparence chétive, comme sont beaucoup de cardeurs de laine. — Il dit pourtant qu'il a toujours été vaillant et courageux au travail. Il n'a jamais reçu de coup et ne peut donner aucun renseignement sur sa maladie. Environ trente-quatre semaines avant que je le visse, il avait remarqué *une petite tumeur soulevant la paupière inférieure de l'œil gauche,* et une *certaine difficulté d'ouvrir les paupières.* Comme la tumeur augmentait, il demanda mon avis qu'il suivit. Pendant vingt-huit semaines, la maladie augmenta régulièrement.

Je le vis d'abord en mars 1856 ; alors les paupières, et surtout celle de l'œil gaucne, sont tellement gonflées qu'il ne peut les ouvrir. Quand on les écarte, on voit que la conjonctive est gonflée par un épanchement séreux et une congestion très-considérable. Le globe est un peu saillant et repoussé en haut. Le sang dans les vaisseaux tortueux était noir. *Il y a plutôt congestion veineuse, que dilatation artérielle.* Les paupières sont empâtées, il y a peu ou pas de pulsation. En comprimant la partie, le globe de l'œil peut être refoulé et les vaisseaux xidés, mais ils se remplissent de nouveau. de suite. La vue est très-brouillée. Bien qu'il ne se plaignît pas de douleur pénible ni de bruit dans la tête, cependant il y avait un peu de trouble et un égarement avec *difficulté de remuer les paupières* qui lui firent interrompre son travail.

Voyant que par la pression sur la carotide, la congestion des paupières était considérablement diminuée et que si les vaisseaux malades étaient vidés par une pression continue sur les paupières et sur l'orbite, et qu'aussi longtemps que la pression était exercée sur la carotide, la congestion ne revenait pas, que les paupières pouvaient être *en partie maintenues ouvertes* (bien que pour moi les veines fussent plus malades que les branches artérielles), comme il désirait beaucoup être guéri, je résolus de lier la carotide.

L'opération fut faite le 8 mars. Elle n'était pas difficile, on ne vit ni le pneumogastrique ni la veine jugulaire. Il n'y eut aucun fâcheux effet sur le cerveau ni aucun phénomène désagréable quand la ligature fut serrée. Après peu de jours, il se plaignit d'un peu de mal de gorge et de difficulté pour avaler avec expectoration de mucus sanguinolent. Le gonflement des paupières et la congestion de la conjonctive avaient sensiblement diminué La plaie guérit sans suppuration sauf quelques gouttes dans le trajet de la ligature qui mit plus d'un mois à tomber. Le globe était revenu à sa situation normale, la congestion et le chémosis séreux de la conjonctive avaient disparu. Les paupières étaient moins enflées et pouvaient être maintenues ouvertes, mais pourtant surtout la paupière inférieure resta quelque peu congestionnée et empâtée. Il reprit bientôt son travail. Quelque temps après, comme il gravissait lentement une montagne avec une brouette très-chargée, il vit que son œil empirait subitement, les paupières étaient plus gonflées et la vue troublée. Il pensa que sa maladie revenait, mais, en restant tranquille quelques jours, il alla mieux et put travailler de nouveau. Je le vis en mars 1857, un an après l'opération. Voici ce que j'ai noté dans mon carnet : il dit qu'il est aussi bien qu'il n'a jamais été de sa vie. Il continue toujours son travail de cardeur de laine. La vue de l'œil gauche est aussi bonne que celle de l'œil droit qui est parfaite. Les deux paupières du côté gauche sont un peu empâtées et un peu gonflées, mais l'état congestif des vaisseaux a disparu et il n'en éprouve aucune gêne. Il n'y a pas de pulsation dans le tronc de la carotide gauche mais dans ses branches, il y a une très-petite différence avec celles de l'autre côté qui donnent des pulsations faibles. La santé générale est tout à fait bonne.

OBSERVATION VII (Nunneley).

Saillie vasculaire traumatique du globe oculaire ; ligature de la carotide Guérison.

M. J. H..., aubergiste, âgé de 40 ans, pendant qu'il était en état d'ivresse (intoxication), fut renversé avec une violence considérable de son cheval. On le ramassa sans connaissance; il resta ainsi trente six heures. Il s'échappa du sang libre de l'oreille gauche. M. Hepworth, le médecin qui le soigna, dit qu'il y eut plus de la moitié d'une pinte de sang perdue en trois ou quatre jours. Ce médecin pense que c'était du sang et non du sérum. L'accident arriva à quatre milles de la maison du malade, et on ne put le transporter qu'au bout de quelques jours. Les parties molles étaient peu contuses. Tous les symptômes indiquaient une fracture de la base du crâne. Peu de jours après l'accident, *la conjonctive se congestionna* et de plus en plus, les paupières deviennent enflées et rouges, la conjonctive est chémosée; la douleur est considérable et la vue matériellement altérée. On pensa que c'était un cas de conjonctivite aiguë, comme il semble être arrivé à un malade de M. Carling (vol. XXXVII, *Med. chir. Trans.*). Ce fut alors que je fus consulté, un mois après l'accident, et que j'appris les détails qui précèdent. La nature de l'affection était évidente. *Les paupières enflées et noires ne pouvaient recouvrir le globe de l'œil.* La conjonctive était le siége d'un chémosis et pourpre (purple). Les vaisseaux *sanguins congestionnés*, ainsi que le globe projeté en avant. *La pupille était dilatée et paresseuse, le cristallin trouble* et la vue matériellement altérée. Le malade se plaignait d'une sensation de tension et de douleur aiguë dans le globe; il y avait un véritable mouvement pulsatif perceptible à la vue et au toucher, et, de plus, un bruit très-sensible. Il y avait un trouble dans la tête, avec un grand bruit et une pulsation dans l'oreille gauche; *l'ouïe de ce côté était très-altérée.*

La position horizontale augmentait tous les symptômes, assez pour le faire se lever sur son lit afin d'éviter la douleur du décubitus; tout cela était sensiblement arrêté par la pression sur l'artère carotide gauche. Il était encore souffrant et infirme des suites de l'accident, et n'ayant pas entièrement recouvré sa mémoire, il était difficile pour lui de déterminer quelle part à la douleur prenait le premier accident, ou l'état de l'œil.

Pourtant, comme le cas était très-aigu et avait augmenté si rapidement, pensant peu qu'un autre traitement que la ligature de la carotide pût être de quelque utilité, je jugeai qu'il était à propos de l'essayer. J'ordonnai la position droite, de la glace constamment sur l'œil et le front, de la digitale, des purgations salines et des sédatifs. La dépression fut si grande, le pouls si faible, si irrégulier, qu'au bout de quatre jours on dut supprimer la digitale. A la fin de la semaine, tous les symptômes locaux avaient augmenté, la vue était tellement abolie qu'il n'avait pas la sensation de la lumière; ses forces étaient beaucoup diminuées; je liai la carotide primitive gauche. La chambre était obscure, avec une toute petite fenêtre, et un violent orage arriva pendant que l'opération se faisait, ce qui causa une petite difficulté pour examiner la plaie. Aucune veine, aucun nerf ne furent aperçus. En serrant la ligature, le trouble et le bruit dans la tête cessèrent instantanément, l'ouïe s'améliora. La saillie, la pulsation, le bruit et la vascularisation de l'œil étaient beaucoup diminués. Le chloroforme ne fut donné ni dans ce cas ni dans aucun des autres où j'avais lié la carotide. Il alla aussi bien que possible, la vue s'améliora et son ennui disparut à peu près pendant les quatre premiers jours. Alors, comme il arriva dans plusieurs des autres cas que j'avais traités, l'œil redevint assez congestionné, proéminent, pour amener le malade et ses amis à penser que la maladie était en voie de revenir comme auparavant. Après deux ou trois jours, pour eux et pour lui, ces symptômes étaient diminués, et il s'améliora si rapidement qu'après trois mois il était guéri. L'œil était complétement rentré dans l'orbite et avait repris son aspect normal, excepté la sclérotique, restée un peu louche et plus sombre, comme cela arrive toujours. La vue était assez revenue pour qu'il pût lire facilement un caractère de moyenne impression. Le bruit dans la tête a cessé, l'ouïe est recouvrée et la mémoire est bonne. Douze mois après l'opération, il est parfaitement bien.

Juin 1865. L'état de l'œil est devenu tellement normal qu'on ne peut se figurer son ancienne affection sans un minutieux examen.

OBSERVATION VIII.

(Wecker. Ann. d'ocul., mars 1869.)

François Maudin, âgé de 31 ans, ayant toutes les apparences d'une bonne santé et d'une constitution robuste, se présente à ma clinique le 28 juillet. Il rapporte que le 18 avril il tomba d'une échelle et se fit une plaie de 5 centimètres, intéressant les téguments de la région sourcilière et le rebord orbitaire supérieur. Il resta un quart d'heure sans connaissance. La plaie fut réunie et quinze jours après le malade retourna à son travail.

Maudin nous apprend aussi qu'après son accident, l'œil avait été très-tuméfié et qu'il ne put l'ouvrir que le septième ou le huitième jour. La faculté visuelle avait été troublée et s'était incomplétement rétablie. Voici quel était l'état du patient : l'œil droit proémine fortement dans la direction du globe oculaire. La paupière supérieure, rouge et tuméfiée, forme un épais replis au-dessus du cartilage tarse, qui gêne beaucoup le mouvement d'élévation de la paupière.

Le mouvement de rotation du bulbe sur son axe transversal s'exécute encore assez facilement, *mais celui d'ad-*

duction est très-borné, celui d'abduction complétement aboli. Les vaisseaux externes de l'œil sont très-distendus. Au niveau du ligament palpébral interne, mais là seulement, la pulpe du doigt perçoit un fort frémissement, une pulsation qui est en synchronisme avec la systole cardiaque. Dès que le doigt a quitté le ligament palpébral, à quelque profondeur qu'on l'introduise sous le rebord de l'orbite, on ne sent plus aucun battement. L'oreille appliquée sur la région palpébrale entend un bruit de souffle intermittent, isochrone aux battements artériels et surtout très-distinct *au voisinage de l'angle interne de l'œil.* La compression de la carotide droite arrête instantanément les pulsations et le souffle.

A l'ophthalmoscope on constate que les contours de la papille optique sont nettement dessinés. *La veine centrale est fortement distendue.* Elle a deux fois le calibre de celle de gauche.

La branche externe (image renversée) présente un aspect variqueux et forme des flexuosités; la coloration très-foncée à certains endroits, est plus claire dans d'autres. Il m'a semblé y distinguer des battements, mais je n'ai aucune certitude à ce sujet. Les artères ne présentent rien d'anormal. A un second examen, j'ai trouvé qu'en dehors (image renversée) les contours de la papille étaient effacés. — L'analogie des symptômes avec ceux observés chez Mme Sarcher peut être le résultat d'une distension variqueuse et inflammatoire des veines de l'orbite, bien que cependant la fracture du rebord orbitaire puisse faire croire à la lésion d'un des rameaux de l'artère ophthalmique et à un anévrysme artérioso-veineux.

On a employé comme traitement : la compression, les applications de glace et des purgatifs légers. Au bout de huit jours, la vue semble un peu améliorée, la paupière est moins gonflée et se relève plus facilement. — Pour le reste l'état du malade est le même. — Quelques jours plus tard, l'amélioration s'est maintenue, les mouvements d'adduction et d'abduction du bulbe tendent à se rétablir.

L'examen ophthalmoscopique ne révèle aucun changement. Depuis lors le malade a quitté Paris et je ne l'ai plus revu.

OBSERVATION IX (Nunneley).

Cas d'origine traumatique incomplet; opération refusée.

Ce second cas était d'origine spontanée mais pas aussi aigu que la plupart des autres. Mme Jame R.., femme petite, âgée de 47 ans, vint d'abord me voir en mai 1864. Depuis quelque temps, le globe oculaire était saillant bien que l'œil pût toujours être recouvert par les paupières. Celles-ci aussi bien que la conjonctive étaient *rouges et enflées*, le globe lui-même était très-congestionné, *l'iris était sombre et paresseux. La pupille très dilatée et la vue trouble.* Il y avait un battement intense et *une douleur s'étendant autour de l'orbite*, avec une saillie pulsatile du globe oculaire, la pulsation isochrone au pouls; *paresse de l'ouïe et bruit dans l'oreille du même côté* avec trouble et vertiges dans la tête; tous ces symptômes augmentant quand elle *remuait ou se baissait*, l'empêchaient de s'occuper de de son ménage. La pression sur la carotide diminuait tous ces symptômes qui revenaient aussitôt qu'on la cessait. Elle racontait que, quatre ou cinq mois avant, quelques moments après s'être levée, elle avait été prise « par un accès de faiblesse subit et quelque chose de drôle dans la tête; » immédiatement après, la vue fut atteinte et devint de plus en plus mauvaise. Je lui ordonnai une lotion froide avec des purgatifs mercuriaux. Il était convenu que je la prendrais dans l'hôpital pour l'examiner avec plus de soin, mais elle ne se présenta pas. Le mois d'août dernier, je la vis chez elle; alors elle me raconta qu'elle avait éprouvé une grande gêne résultant de la secousse de son voyage à Leeds, que quelques jours après, les symptômes ayant beaucoup augmenté, elle avait été effrayée d'entreprendre de nouveau ce voyage. Ce n'était pas toute la vérité, comme la note ci-jointe le montrera. Il n'y avait pas un grand changement dans les symptômes, en somme, ils étaient un peu aggravés. Elle promit de venir à l'hôpital; comme elle ne venait pas, j'écrivis à son médecin. Voici sa réponse :

« 24 octobre 1864.

« J'ai vu Jane R..., hier elle promit de venir à Leeds le mardi suivant. Vous trouverez qu'elle est plus mal ; je lui avais conseillé de vous revoir souvent, mais sans résultat, elle était effrayée de quelque opération. »

Cette femme avait un goître.

OBSERVATION X.

Tumeur érectile de l'orbite guérie à l'aide d'injections avec la solution de lactate de fer et de ponctions avec des aiguilles rougies au feu, la ligature de la carotide ayant échoué.

(Brainard. The Lancet, august. 20, 1853. — Mackenzie, t. I, p. 501.)

William W..., âgé de 34 ans, d'une bonne constitution, vint consulter, le 1er août 1851, Brainard pour une tumeur de l'orbite gauche. L'œil était proéminent, mais pouvait se fermer ; il éprouvait un soulèvement correspondant aux pulsations des artères, et le toucher y faisait percevoir une vibration ; *les veines de la face étaient saillantes*, et les pulsations des artères du cou et de la tête exagérées. Cette tumeur avait pour cause un coup de pied de cheval reçu sur le côté gauche de la mâchoire inférieure d'où étaient résultées une fracture du côté droit et d'autres lésions graves. Le premier symptôme fut un bruit qui se passait dans la tête ; Brainard propose la ligature, mais le malade la refuse. La tumeur s'accroît en déterminant des accès de symptômes généraux qui font alors réclamer l'opération par le malade lui-même. Immédiatement après la ligature les pulsations et le bruit cessèrent dans la tumeur ; mais les capillaires étaient injectés par suite du rétablissement de la circulation par voie collatérale.

Malgré l'emploi des réfrigérants, le deuxième jour on percevait une légère pulsation et un faible bruit. Un an après l'opération, le malade revient trouver Brainard : tout l'orbite était rempli, la paupière supérieure était cachée par la saillie fongueuse et l'œil refoulé en dehors et en bas. Vers la racine du nez, ainsi qu'à *la partie interne de l'arcade sourcilière*, il existait une tumeur élastique qui avait déterminé l'absorption de l'os ; vers ce point, les pulsations étaient plus marquées.

Brainard pensa à lier l'artère du côté opposé, mais en la comprimant le malade tombait dans une absolue insensibilité. Il se décide alors à essayer des ponctions avec des aiguilles rougies au feu : cette tentative amena de la douleur, du gonflement, un érysipèle : les battements avaient diminué au moment où l'inflammation était le plus intense mais avaient reparu. Deux nouvelles ponctions furent pratiquées et leur résultat fut de limiter l'extension du tissu érectile du côté du front et du nez ; mais le centre de la masse morbide n'était pas modifié.

C'est alors que Brainard se décide à injecter un liquide capable d'amener l'oblitération des vaisseaux : une solution de lactate de fer. En ponctionnant il s'échappa du sang artériel. Il survient des phénomènes généraux d'inflammation bien qu'on la combatte en maintenant la tête entourée de vessies refrigérantes. Le volume des veines de la face a diminué et les battements des artères sont devenus normaux. Trois mois après, le malade avait repris ses occupations ordinaires, sa santé est parfaitement rétablie.

OBSERVATION XII.

(Desormeaux, Labur[illegible], Thèses de Paris, 1867.)

Nous résumons cette observation fort longue qui ne nous paraît pas autant qu'à son auteur, une tumeur cirsoïde de l'artère ophthalmique.

Floquet (Louis), 33 ans, entre à l'hôpital Necker salle Saint-Pierre, *le 6 janvier* 1867; sa santé antérieure est bonne.

Il reçut un coup *le 2 février* 1866 à la partie antérieure de la région temporale gauche, un peu en dehors de la partie externe de l'orbite; il y eut un écoulement de sang abondant par la narine et l'oreille droites. Les deux yeux pendaient sur les joues. L'œil droit à moitié vidé est perdu, l'œil gauche est saillant : exophthalmie. La vue est conservée de ce côté quoique affaiblie. Jusqu'à son entrée à l'hôpital, la santé générale est bonne, mais l'exophthalmie a un peu augmenté.

Floquet s'aperçoit de l'existence d'une tumeur grosse comme un petit pois, *à la partie interne de l'arcade orbitaire*. De cette tumeur partait, au dire du malade, *une grossse veine qui remontait vers le front*, vers le mois d'avril; il ressent de violents maux de têtes, des élancements. Ces phénomènes généraux, fièvre, inappétence, s'accompagnent de chémosis, de larmoiement, de photophobie. M. Desormeaux diagnostique un phlegmon. On fait une ponction : il ne sort que du sang et de la sérosité, mais le gonflement diminue.

Le 19 janvier l'œil a repris l'aspect qu'il avait avant cette poussée inflammatoire.

C'est alors qu'on aperçoit la tumeur, siégeant à la moitié supérieure et interne de l'arcade orbitaire du côté gauche, grosse comme une aveline, ayant son plus grand diamètre dans le sens transversal, et s'étendant profondément en bas du côté gauche de l'orbite; le vaisseau qui en part, et qui a tous les caractères des artères, a le volume d'une plume d'oie. Au côté interne de la tumeur viennent aboutir plusieurs artères moins volumineuses, présentant des pulsations isocrones au pouls radial. La tumeur est le siége d'un mouvement très-prononcé d'expansion. On y entend un bruit de souffle intermittent.

L'idée d'un anévrysme se présentant naturellement à l'esprit, on constate que l'œil gauche est soulevé en masse à chaque pulsation radiale, et le malade ressent profondément des douleurs lancinantes pulsatives.

La tumeur orbitaire n'est pas formée par la dilatation simple de la frontale, mais manifestement par la réunion d'un certain nombre de troncs artériels, peut-être d'une seule artère repliée sur elle-même et flexueuse.

Le 20. Injection de 8 gouttes de perchlorure de fer à 20° dans la partie interne de la tumeur; la compression est faite en partie autour de la tumeur et elle n'offre plus de battements.

Le 20. Au soir, plus de battements dans l'artère frontale, les deux tiers internes de la tumeur sont indurés. Battements profonds; tiers externe mou, pulsatile.

On observe ensuite *des dilatations considérables des veines de la rétine, les artères au contraire semblent saines à l'ophthalmoscope fixe de Cusco.*

9 mars. Seconde injection de perchlorure de fer sans aucun accident.

Trois mois après, guérison avec une petite induration au niveau de la tumeur.

OBSERVATION XIII.

Anévrysme du tronc de l'artère ophthalmique et de ses principales branches, guéri au moyen des injections de perchlorure de fer.

(Bourguet. Gaz. méd. de Paris, 1855.)

A la suite d'une chute, Pascaline Chiensse, âgée de 12 ans et demi, d'un tempérament lymphatique, avec d'autres contusions, se fit deux plaies contuses sur le côté droit du front. Six mois après, l'œil droit était devenu plus saillant et il existait une petite tumeur pulsatile *à la partie interne de l'orbite*. En augmentant de volume, cette tumeur s'étendit du côté du front, du côté du nez et dans l'épaisseur de la paupière supérieure. Il y avait une série de tumeurs pulsatiles, indolentes, molles, élastiques, à la partie interne de l'orbite et dans l'épaisseur de la paupière supérieure du côté droit.

Ces tumeurs sont le siége d'un frémissement vibratoire et présentent des battements isochrones à ceux des autres artères du corps. La compression des carotides fait cesser les battements, mais si on la continue quelque temps, les battements apparaissent de nouveau, le sang arrivant dans l'anévrysme par les vertébrales. Bourguet, après avoir fait le diagnostic d'anévrysme *sans hésiter*, commence par traiter la malade par l'électro-puncture. Malgré la grande énergie relative de la pile, il ne se forma pas de caillot, du sang rutilant s'écoula quand on retira les aiguilles. Quelques autres tentatives d'électro-puncture ayant échoué de nouveau, Bourguet se décide à faire des injections successives de perchlorure de fer ; et dix jours après la dernière injection, les tumeurs sont devenues dures mais n'offrent plus de battements et la vision s'est complétement rétablie.

OBSERVATION XIV.

(Velpeau ; — Magendie, t. I, p. 500.)

Un homme ayant reçu un coup de planche dans la région cervicale, fut pris, quelques semaines après, de douleurs dans le côté droit de la tête, avec pulsations dans l'orbite droit. L'œil augmenta de volume, et la vision devint confuse. A son entrée à l'hôpital il existe un exophthalmos évident, la vue était affaiblie. A travers la peau de la paupière, AU-DESSOUS DE L'ARCADE SOURCILIÈRE ON DISTINGUAIT DES BOSSELURES D'UNE TEINTE UN PEU LIVIDE, et qui étaient le siége de pulsations que l'on pouvait voir et sentir l'auscultation y faisait entendre un bruit de forge très-distinct; l'orbite gauche présentait de semblables bosses avec pulsations, mais point d'exophthalmos ni d'affaiblissement de la vision. On lia la carotide primitive-droite, et les symptômes des tumeurs érectiles disparurent. Mais au bout de six semaines le bruit de souffle commença à s'entendre de nouveau dans l'orbite droit, et au bout de trois mois, il y avait récidive complète. La ligature de la carotide droite ne faisait pas cesser les pulsations dans la tumeur de l'orbite droit, tandis que la compression de la carotide gauche amenait ce résultat.

OBSERVATION XV.

(Travers. — Mackenzie, t. I, p. 495.)

Une femme Stoffell, âgée de 34 ans, ressentit tout d'abord, sans aucune violence, un craquement soudain dans le côté gauche du front, suivi d'un épanchement limpide des paupières du même côté. Il existait **SUR LE BORD INFÉRIEUR DE L'ORBITE** une tumeur circonscrite, élastique au toucher, du volume d'une noisette. Il se forma en même temps un autre gonflement plus mou et plus *diffus au-dessus du tendon de l'orbiculaire des paupières.* Les pulsations dans les tumeurs s'accroissaient quand la malade éprouvait quelque agitation morale.

La moitié supérieure de l'angle interne était remplie par la tumeur vibratile, très-compressible, et laissait percevoir de légères pulsations quand on la comprimait fortement. *Les veines de la paupière supérieure et des côtés du nez étaient variqueuses*, et la peau qui recouvrait le sac lacrymal fortement froncée.

Travers essaya d'abord la compression. L'insuccès de ce premier moyen détermina à lier la carotide. Quatre mois après l'opération, les tumeurs étaient très-petites et sans pulsations, l'œil moins saillant; elle fit une fausse couche accompagnée d'une perte si considérable qu'elle eut une syncope le lendemain matin. La tumeur supérieure était affaissée et toute pulsation y avait cessé. Deux ans après, une nodosité de la dimension d'un gros pois, située au-dessus de l'angle interne de l'œil, était le seul reste de la maladie.

OBSERVATION XVI.

(Obs. 201 de Mackenzie, t. I, p. 497.)

Dinah Field, âgée de 44 ans, tempérament délicat, vint consulter M. Dalrymphe. Elle avait été prise TOUT A COUP d'une douleur intense dans l'œil gauche, accompagnée d'un bruit de bourdonnement dans la tête. Elle avait entendu un bruit semblable au claquement d'un fouet. Les paupières se gonflèrent. Il existait dans les téguments de la paupière, profondément, un peu *vers l'angle interne,* un amas de petites tumeurs, d'une structure ferme et dense, occasionnant beaucoup de douleur lorsqu'on les comprimait et communiquant au doigt une vibration pulsatile. En découvrant l'œil, on voyait une *multitude de vaisseaux dilatés se porter de la face de la tumeur inférieure à la conjonctive scléroticale.* La cornée avait conservé son brillant et sa transparence, mais l'iris avait perdu la faculté de se contracter, et la pupille fortement dilatée était légèrement irrégulière. Les veines cutanées étaient beaucoup remplies de sang. En comprimant l'artère carotide primitive, le tremblement de la tumeur située à la partie inférieure de l'orbite, cessait complétement, mais les pulsations des tumeurs supérieures persistaient à un certain degré. La ligature de la carotide amena les mêmes résultats. La malade disait que sa nouvelle tête ne ressemblait plus à l'ancienne. — 103 jours après l'opération, la plaie était consolidée et la guérison assurée, mais la vue était perdue irrévocablement.

OBSERVATION XVII.

(Busk. — Obs. 296 de Mackenzie, t. I, p. 488.)

Busk rapporte une observation de tumeur anévrysmale de l'orbite qu'il considère comme un anévrysme de l'artère ophthalmique ou de quelques-unes de ses branches. Un marin, âgé de 20 ans, reçut sur le côté droit de la tête un coup violent qui le plongea dans un état d'insensibilité jusqu'au lendemain. Surdité de l'oreille gauche. La partie inférieure de la cornée devient opaque. Six mois après, on découvrit une pulsation distincte dans l'œil, puis à la partie SUPÉRIEURE ET INTERNE de l'orbite droit une tumeur ferme et pulsative. La pulsation s'accompagnait d'un frémissement distinct perçu avec le stéthoscope. Le malade ressentait dans l'œil une sensation de malaise et de chaleur sans douleur. Tous ces symtômes disparaissant par la compression de l'artère carotide, M. Busk lia ce vaisseau, ce qui amena deux jours après une amélioration notable.

Après avoir réuni les observations dans lesquelles les symptômes sont très-vraisemblablement, suivant nous, dus à une dilatation veineuse, nous avons cru devoir réunir les suivantes qui complètent celles publiées par Nunneley. Dans plusieurs de ces observations nous trouverons une tumeur cancéreuse.

OBSERVATION XVIII.

M. Guthrie cite un cas terminé par la mort du malade : les deux artères ophthalmiques étaient dilatées. Les symptômes ressemblaient à ceux de l'anévrysme par anastomose, mais il n'y avait pas de tumeur, exophthalmie, bruit de sifflement dans la tête. A l'autopsie, on découvrit un anévrysme de l'artère ophthalmique du volume d'une grosse noix. *La veine ophthalmique fortement augmentée de volume était obstruée près de l'endroit où elle traverse la fente sphénoïdale.* La carotide ne fut pas liée.

OBSERVATION XIX.

(Nunneley. Méd. chir. trans., t. XLVIII.)

Le 21 mars 1858, je fus consulté par Elisabeth H....., de Garfort, près de Leeds. Elle était veuve, âgée de 65 ans, mère de 15 enfants. Elle était petite, vaillante et trapue, avait travaillé et peiné beaucoup. Elle disait qu'elle avait toujours eu une bonne santé, sauf deux attaques d'érysipèle à la face. Il y a environ dix ans elle avait eu de l'inflammation des yeux, pour laquelle elle employa une eau du pharmacien de son village. Au bout de deux ou trois jours elle allait bien. Elle n'avait jamais reçu de coup; pas d'accident. On voit une dépression oblique dans les parties molles et dans les os superficiels, s'étendant du milieu de l'os pariétal gauche, le long du frontal, à travers le sourcil et la joue jusqu'à la lèvre supérieure qui est mince et presque divisée à ce niveau. Cette marque est congénitale et ne l'a jamais incommodée. Sa mère pensait qu'elle l'avait parce que, étant enceinte de la malade, elle était tombée sur une table et s'était coupée le front largement.

Elle allait bien il y a six semaines. Le 17 février, elle se rendit à Colton, village situé à 2 ou 3 milles de sa demeure; en entrant chez elle le soir et *en se baissant* pour ôter ses souliers, elle sentit comme un coup de fusil, pour me servir de sa propre expression, et quelque chose crever dans l'œil gauche. Il se produisit aussitôt une grande douleur et un grand bourdonnement dans la tête; *elle devint sourde de ce côté ;* le globe devint saillant ; il lui semblait qu'il allait éclater, il était rouge et douloureux, les paupières gonflées et presque fermées. Elle passa une mauvaise nuit à cause de la douleur. Le lendemain matin, un médecin la vit et indiqua des applications d'amidon, pensant que c'était une nouvelle attaque d'érysipèle. Comme il n'y avait pas de changements, en peu de jours un autre médecin fut consulté ; il lui dit que c'était une tumeur de l'œil contre laquelle il ne pouvait rien.

A présent, les paupières du côté gauche sont tout à fait fermées : très-gonflées et congestionnées avec les veines superficielles dilatées. En écartant les paupières, on voit que l'œil est très-saillant ; *l'iris est immobile, le cristallin trouble, la conjonctive très-gonflée et rouge avec quelques veines dilatées, noires et tortueuses.* La vue est perdue. Il y a un bruit très-évident et une pulsation manifeste, isochrone avec le pouls. Ces symptômes sont surtout marqués *du côté interne de l'orbite.* Il y a un battement continuel et un bourdonnement dans la tête qui la rendent hébétée et égarée. En se baissant ou en se couchant tous ces symptômes augmentent et elle éprouve une sensation comme si l'œil allait éclater. La douleur continuelle et le bruit l'empêchent de dormir, c'est à cela qu'elle attribuait son mauvais état général.

Il n'y avait certainement pas de doute sur la nature de la maladie, et aussi indication de lier la carotide ; je le lui dis ainsi qu'à ses amis, lui ordonnant, pendant qu'elle se déciderait et arrangerait ses petites affaires chez elle d'employer de l'eau froide et des sédatifs salins.

L'opération décidée ensuite se fit le 30 avril. Loin d'être facile comme dans d'autres cas, elle présentait des difficultés considérables pour les raisons suivantes :

Le cou était épais, court et gras. Il y avait un goître énorme, s'étendant presque jusqu'au sternum et sur la gaîne de la carotide. Les veines du cou étaient très-dilatées, grosses et nombreuses. Le muscle sterno-cléido mastoïdien était très-large et la carotide primitive se divisait bas anormalement. Quand la gaîne fut mise a nu, au bord supérieur du muscle omo-hyoïdien, on vit le vaisseau se bifurquer en ses deux branches, de sorte que la plaie dut être agrandie pour donner passage à la ligature qui fut placée au-dessus du muscle. On ouvrit la gaîne, seulement assez pour permettre le passage de l'aiguille au côté interne de l'artère. La veine jugulaire et le pneumogastrique ne furent pas mis a nu. Au moment où la ligature entoura le vaisseau et où le chas de l'aiguille parut, un flot soudain de sang rouge jaillit au-dessous de la gaîne. On ne put voir le vaisseau d'où provenait ce sang. En serrant la ligature, l'hémorrhagie cessa instantanément. Il y eut un écoulement de sang de deux ou trois veines ouvertes qui gêna l'opération, arrêté en quelques minutes. Au bout d'un quart d'heure, la plaie fut fermée par une suture en élastique et un emplâtre (de diachylon).

Toute pulsation et tout bruit dans l'orbite cessèrent immédiatement, le globe oculaire rentra et la conjonctive se décongestionna. Le bruit et la gêne dans la tête (ainsi qu'elle l'a dit plus tard) disparurent. Mais aussitôt après que la ligature fut serrée, *il y eut quelques convulsions du côté gauche*, tandis qu'il n'y eut rien de pareil du côté droit. Il y eut une *perte de connaissance* incomplète avec soupirs et une apparence de nausée et de faiblesse tenant plus à l'état du cerveau qu'à celui du cœur, car le pouls resta presque normal. Un peu d'ammoniaque la fit revenir. Pourtant, pendant quelques minutes les symptômes furent alarmants et on se demanda si elle reviendrait à la vie. Pendant quelques heures, la conscience était à moitié revenue avec une certaine difficulté de la parole. Cette faiblesse ressemblait à celle que produit le tabac chez ceux qui n'en ont pas l'habitude. Il y eut ensuite réaction, on vit que les branches de l'artère carotide droite battaient violemment.

Le 4. Elle a passé une bonne nuit, se reconnaît presque,

la tête est débarrassée, le bruit et la douleur ont disparu. Le pouls est bon et régulier, pas plus de 70. Il y a une grande difficulté de la déglutition en avalant, et un peu de la parole. La gorge est douloureuse. Les vaisseaux du côté droit de la tête sont pleins et ceux du côté gauche ne peuvent pas être sentis avec le doigt. L'œil gauche est tout à fait au même niveau que l'œil droit, la conjonctive est pâle, la vue améliorée.

Le 5. Le matin, elle est dans un état satisfaisant. Vers le soir, elle devient très-agitée avec des mouvements continuels dans le côté gauche du corps. Les garde-robes n'étant pas venues, on donne une purgation.

Le 6, matin. Une mauvaise nuit ; elle est très-agitée et divaguant, grande difficulté de la parole qui permet à peine de la comprendre et semble dépendre plutôt du cerveau que de la langue, puisqu'elle prononce quelques mots assez distinctement. Elle a été bien purgée. Le pouls est faible, pas accéléré. On lui donne une bonne nourriture, de l'ammoniaque et une potion calmante. — Le 6, soir. Elle est décidément mieux sous tous les rapports, elle à sa connaissance, la parole plus facile, la déglutition bonne et elle dit que la gorge n'est plus douloureuse. Le pouls est normal ; la plaie à peu près cicatrisée.

Le 7. *Elle a tout à fait perdu l'usage du côté droit.* Elle ferme les yeux comme pour dormir, mais quand on lui parle, elle entend et répond d'une façon sensée, prononçant quelques mots distinctement, mais beaucoup plus en marmottant. Quand on lui dit de sortir la langue, elle n'essaye pas quoiqu'elle la sorte continuellement pour s'humecter les lèvres. La respiration est normale ainsi que le pouls. Elle a pris une nourriture suffisante, sans difficulté. L'œil est normal.

Le 10. Amélioration sous tous les rapports. La veille, au soir, pendant qu'elle dormait, la garde la laissa. En revenant, on la trouva avec la tête sur le plancher et les pieds sur le lit qui est très-haut. Elle était tombée ou avait essayé de quitter son lit. Elle ne parut pas avoir dérangé la plaie, elle parle mieux, se trouve mieux elle-même et recouvre un peu de force dans la main droite.

Le 11. L'amélioration continue, le globe gauche est à la fois normal, et la vue de ce côté bonne.

Le 12. Appelé à quatre heures du matin pour une hémorrhagie de la plaie. Il y avait seulement un petit écoulement de sang non suffisant pour décoller l'emplâtre; cet écoulement avait complétement cessé quand j'arrivai près d'elle, elle s'était frotté la plaie. En pansant la plaie ce jour-là, on trouva un peu de suintement âcre le long de la ligature qui avait excorié la peau et qui avait fait que la malade avait tourmenté la plaie. La paralysie s'améliorait, mais l'agitation ne diminuait pas. En effet, ayant plus de force, elle se remuait davantage, se roulant constamment et demeurant de mauvaise humeur et acariâtre quand on lui disait de rester tranquille.

Le 13. Je fus appelé de nouveau à quatre heures du matin. Elle avait eu une perte de sang subite d'environ une demi-pinte. Cette perte pourtant avait complétement cessé quand j'arrivai. Cela ne se reproduisit pas dans le jour, et elle remonta notablement. Tant qu'elle fut sous l'influence de la potion opiacée, elle fut tranquille et reposa. Autrement, elle fut dans une agitation continuelle, se tournant d'un côté et d'autre violemment, soulevant la tête subitement, s'étirant le cou, se tirant et se frottant le bout du nez comme s'il eût été le siége d'une démangeaison sans vouloir ou pouvoir dire pourquoi elle agissait ainsi. Elle pouvait bien sortir la langue, articuler certains mots, tandis que d'autres, elle ne le pouvait pas.

Le 16. Pendant les 48 heures, l'hémorrhagie se produisit six fois, mais fut toujours arrêtée par l'eau froide, bien qu'une fois elle perdit à peu près une pinte de sang. La ligature tient encore solidement et la plaie se cicatrisa très-bien si ce n'est dans le trajet de la ligature où il y eut *un peu de suppuration âcre.* Il y eut une sorte de gonflement comme s'il se formait un abcès autour de la gaîne du vaisseau. Une de ses filles qui vint dans le jour me dit pour la première fois que la malade avait l'habitude de prendre de l'opium (1), on lui en donne une forte dose avant de se coucher.

Le 17. A peu près le même état; l'écoulement de sang s'est produit deux fois, mais peu abondant. L'état mental ressemble à de la folie plutôt qu'à toute autre chose. Elle semble comprendre ce qu'on lui dit, mais ne peut répondre, ce qui, avec l'impotence du côté droit, la rend très-irritable. Elle attire constamment l'attention sur son bras droit en le prenant et le soulevant avec sa main gauche.

Le 19. L'hémorrhagie qui s'est renouvelée plusieurs fois sans gravité extrême, est toujours arrêtée par l'application d'eau froide. Elle n'eut jamais d'hémorrhagie après le pansement de la plaie; l'aspect de la plaie est meilleur et le pus de bonne nature. Par moment, elle semblait se remonter, puis, dans le jour, elle succomba, seize jours après l'opération.

Examen des parties 48 heures après la mort. J'eus la plus grande difficulté à obtenir l'examen du corps et seulement en présence d'un proche parent.

L'aspect extérieur des deux yeux est semblable. Le cerveau est anémié avec une moindre quantité de sang dans sa pulpe ou dans les gros vaisseaux; elle était la même, autant qu'on pouvait en juger, des deux côtés du cerveau et du cervelet. Le sang est liquide et rosé. La membrane arachnoïde, partout épaissie, est adhérente à la surface cérébrale, à cause des altérations anciennes; il n'y avait pas trace d'affection récente ou d'aucun épanchement.

(1) Cette habitude de prendre de l'opium était douteuse, une de ses filles disant qu'elle en prenait, une autre fille disant le contraire. Pourtant, informations prises, il est peu douteux. Je crois qu'elle en prit de grandes doses pendant sa maladie; la douleur qu'elle éprouvait excusait cette habitude.

Les deux carotides et les vertébrales partout, même dans les plus petites branches, sont dilatées et parsemées de dépôts athéromateux. Les plexus choroïdes exsangues blancs et ramollis. L'hémisphère droit du cerveau est dur et normal, celui du côté gauche ramolli, et dans la partie inférieure du lobe moyen, juste sur *le côté de la selle turcique et près de l'entrée de la carotide, il y avait une masse de la grosseur et de l'étendue d'une noisette tout à fait en d tritus.* La carotide gauche, à son émergence du canal osseux et à l'origine de l'artère ophthalmique, était très-dilatée, remplie et entourée (surrounded by) par un noyau de sang (caillot) de la grosseur d'une fève. La carotide droite était normale.

Les parties contenues dans l'orbite gauche avec la portion recourbée malade de l'artère carotide, furent enlevées aussi bien que ce fut possible dans la circonstance. L'artère ophthalmique était très-dilatée, les parois étaient épaissies par des dépôts athéromateux; deux de ses branches, en particulier l'interne, continuation du tronc en arrière de l'angle interne de l'œil, étaient distendues et remplies par un caillot, la branche externe ou lacrymale était très-large et remplie par du sang coagulé, mais pas autant que l'interne. (Il faut se le rappeler, car avant l'opération c'était du côté interne que le bruit et la pulsation étaient le plus marqués.) Toutes les autres branches, les artères et les veines étaient si petites qu'on pouvait à peine les trouver.

En enlevant les pièces du pansement sur le cou, la ligature qui tenait après fut détachée, le nœud était solide et bien fait; la plaie était parfaitement cicatrisée sauf à ce niveau : là les parties avaient l'air plus foncées et plus ramollies, on trouva le corps thyroïde très-hypertrophié; le lobe moyen se distinguait du reste, les lobes latéraux descendaient jusqu'au sternum, la ligature avait été placée juste au-dessous de la bifurcation de l'artère; la branche thyroïdienne supérieure naissait juste au niveau de la carotide externe. A ce niveau la séparation s'était effectuée sans la moindre trace d'adhésion ou de cicatrisation au-dessus de la ligature. Toutes les branches, aussi bien que les deux troncs, étaient entièrement libres. Au-dessous, depuis la ligature jusqu'au sternum, la carotide était remplie par un caillot adhérent. Il y avait une grande quantité de fibrine autour d'elle et au dedans de la gaîne, sauf au niveau des extrémités des vaisseaux où il n'y en avait pas. La veine jugulaire et le pneumogastrique étaient tout à fait normaux, les branches de la thyroïdienne supérieure étaient élargies.

OBSERVATION XX.

Cancer de l'orbite et du sinus caverneux, ligature de l'artère carotide. Guérison de la saillie du globe oculaire. Mort; autopsie... Le moule fut pris un jour avant la ligature de la carotide.

(Nunneley. Med. chir. trans., t. XLVIII.)

Joseph Armitage, âgé de 43 ans, fort, gros, bien taillé, employé comme blanchisseur de chiffons de laine et de plus comme musicien, jouant un des plus gros instruments de cuivre, le trombone, je pense, se présenta à moi en *février* 1862, avec une saillie du globe oculaire droit, dont il avait constaté l'apparition quatre mois avant. Le globe était à moitié projeté hors de l'orbite et pouvait difficilement être recouvert par les paupières. Quoiqu'il y eût un peu *de vascularisation de la conjonctive et de la sclérotique*, elle n'était pas excessive, il y avait une pulsation confuse; la vue était diminuée mais non perdue; il se plaignait de vertiges et de bruit dans la tête, *surtout en se baissant*, ce qui l'empêchait de travailler. Soupçonnant qu'il y avait une pression sur une veine cervicale, j'examinai le cou et trouvai un énorme goître; une large tumeur partant du sternum remontait à sa rencontre jusque près du goître; le malade paraissait à peine s'apercevoir de son goître. On ne pouvait à ce sujet avoir aucun renseignement si ce n'est qu'il l'avait depuis longtemps et que l'action de souffler dans son instrument avait pu agir sur les deux tumeurs ; il y avait de plus deux glandes très-développées, une sur chaque côté du cou, sans relation soit avec le goître, soit avec la tumeur sternale.

Pendant plus de dix ans il ne s'aperçut pas de la tumeur sternale assez petite, sans mobilité, masse dure ayant augmenté graduellement sans douleur ni gêne ; il n'y avait pas fait grande attention, il pensait assez peu à ses yeux, et au dire de sa femme, ce n'était rien, il ne m'en aurait pas parlé, si je ne l'avais pas découverte. Pourtant, lui et sa femme étaient certains qu'elle n'avait pas augmenté depuis un an, depuis qu'il ne jouait plus de trombone.

La tumeur était unie, dure, sans élasticité, pas sensible ; elle était tout à fait sans fluctuation, quoiqu'elle transmît très-distinctement les bruits et les mouvements de la poitrine. Ces bruits étaient exceptionnellement forts et distincts ; toutes les artères, surtout les carotides, plutôt du côté droit, paraissaient être plus larges qu'à l'ordinaire. Le goître est plus étendu du côté droit, et il étale le muscle sterno-mastoïdien, en pressant dessus. Un peu de rudesse dans les bruits respiratoires, par compression de la trachée. Je vis souvent le malade pendant l'année, jusqu'en février 1863, la tumeur ne changea pas, sa femme et lui la trouvaient diminuée. Le goître a augmenté progressivement, il descend presque jusqu'au sternum. Les deux glandes cervicales ont varié en dimension, et en somme, elles ont augmenté. Le globe oculaire est certainement repoussé en avant, de façon à faire saillie hors de l'orbite, repoussant et distendant les paupières, surtout la supérieure; il n'était pas rare qu'elle glissât en arrière, en laissant le globe à découvert. Le cristallin était net, mais *la pupille était dilatée et la vue assez mauvaise* pour qu'il ignorât la position de la fenêtre. Le globe plus congestionné, ne l'était pas exclusivement. L'orbite était rempli par une masse molle, pulsatile, dans laquelle le globe pouvait être enfoncé. La pression sur la carotide droite arrêtait la pulsation et diminuait la saillie de l'œil; ces deux symptômes réapparaissaient quand on cessait la compression.

Pendant cette période, deux autres tumeurs s'étaient montrées. L'une au côté externe de l'orbite, juste au-dessus de l'arcade zygomatique, elle était molle, compressible et pulsatile; par la pression, elle pouvait diminuer beaucoup de dimension, et si on maintenait la compression sur la carotide elle se reproduisait lentement, mais rapidement si le vaisseau était libre. Elle communiquait avec l'orbite, car la pression sur la tumeur rendait l'œil plus proéminent et pulsatile, tandis que la pression sur l'orbite rendait la tumeur plus pleine et plus dure. Sur le côté droit de la tête, près du milieu de l'os parriétal, une seconde tumeur molle, élastique, compressible, pulsative, de la grandeur et de la forme d'une petite orange avait apparu. On pouvait beaucoup la réduire par la pression; si on lcessait de l'exercer, la tumeur revenait avec un mouvement de distension. Sur elle et autour d'elle, des branches de a temporale postérieure dilatées, battaient librement. Aucune de ces tumeurs n'était douloureuse au toucher, mais la douleur générale était assez grande et la douleur de l'œil assez pénible à supporter, pour qu'il désirât de suite qu'on lui fît quelque chose........ Comme il paraisait certain que la saillie oculaire était due à quelque pression postérieure ou intracrânienne, manifestement diminuée par l'occlusion de la carotide; comme la vue était perdue et la fonte de l'œil imminente, comme les symptômes alarmants avaient beaucoup augmenté pendant le dernier mois, et tout récemment encore, il était survenu de *la surdité dans l'oreille droite* avec un grand vacarme et un continuel fracas au-dessus du côté droit de la tête. Je pensai que la saillie du globe oculaire tenait à la même cause que dans les cas où j'avais heureusement lié la carotide, et que les symptômes inquiétants dlminueraient par la ligature de ce vaisseau. Quant à la tumeur sternale, que quelques personnes pensaient être un anévrysme de l'arc aortique, ou tronc innominé (ce n'était pas mon avis), interceptant la circulation dans le bout périphérique, cela ne pourrait faire aucun mal.

En février 1863 la ligature fut faite.

A cause de la glande thyroïde énorme, et de quelques artères et veines considérables que je craignais d'atteindre, l'opération ne fut pas facile. Une grosse veine passait juste au milieu de l'incision ; on ne put l'éviter; on en lia les deux bouts avec un fil métallique. Javais espéré fixer la ligature au-dessous de l'omoplate hyoïdien, mais le goître avait tellement étalé ce muscle, que je fus forcé de la placer au-dessus afin de ne pas sectionner le muscle. — Il n'apparut aucun nerf, aucune veine. En serrant la ligature, le bruit et le trouble dans la tête cessèrent immédiatement. Le globe de l'œil devint moins saillant, les deux tumeurs diminuèrent et cessèrent de battre.

Pendant deux jours le malade alla aussi bien que possible, quand survint un érysipèle avec des symptômes fébriles graves (le jour de l'opération un homme, demeurant dans une maison voisine, avait été pris d'un érysipèle phlegmoneux) qui mit pendant trente-six heures sa vie en grand danger. Après, la plaie suppura librement, et il s'améliora beaucoup. Le matin du 21, le cinquième jour, après avoir passé une partie de la nuit bonne, *on trouva le côté gauche du corps paralysé partiellement*, et cet état devint tel pendant le jour, qu'on put croire à une attaque d'hémiplégie aussi complète que possible : il n'y avait pas la moindre trace de motilité ou de sensibilité dans aucun point du côté. Pourtant, les symptômes locaux et généraux s'amendaient. Le 25, il devint très-agité « à cause d'une douleur dans la jambe gauche. » Le 26, il pouvait seulement remuer les orteils. Le 28 (le douzième jour), la ligature était détachée et restée dans la plaie qui s'était fermée, puis ouverte, suppurait encore, et resta indurée pendant quelque temps. La jambe recouvra vite sa force et sa sensibilité.

Le 26 mars, il pouvait la soulever et remuer un peu les doigts. — Vers la fin de mai, il avait recouvré assez de force dans le côté pour se lever pendant deux heures: la jambe gauche était presque aussi forte que la droite, mais le bras n'était pas revenu. Pendant ce temps, à deux reprises différentes, une violente diarrhée l'avait presque emporté. Urines rares et sanglantes, toux fatigante avec expectoration sanguinolente. Peu après l'opération, les paupières étaient tombées, abandonnant le globe de l'œil. J'essayai de les retenir par un fil de suture, mais sans beaucoup de succès. La cornée devint opaque, le globe ramolli s'atrophia peu à peu sans suppurer.

La masse orbitaire avait diminué peu à peu; il n'y avait plus de pulsations, ni dans les tumeurs crâniennes. Elles avaient d'abord diminué, puis étaient revenues comme avant l'opération.

La tumeur sternale sans changement ; la carotide gauche dans toute sa longueur, et la droite jusqu'à la ligature, battaient violemment. Les veines du cou étaient dilatées, surtout la jugulaire externe droite dans laquelle on sentait un pouls veineux. La voix et la respiration étaient rudes, toux pénible avec une abondante expectoration de mucus sanguinolent.

Vers la moitié de juin, il était assez rétabli pour retourner chez lui à 10 milles de Leeds.

Au milieu du mois d'août il revint me voir. Voici mes notes :

« Il avait eu une santé passable, si ce n'est deux ou trois attaques de diarrhée qui l'avaient rendu très-malade. Il avait maigri, mais était considérablement plus fort. Il pouvait monter une colline raide de 1 mille, à peu près 2 de terrain plat. Le bras gauche n'avait pas recouvré autant de pouvoir que la jambe, quoiqu'il pût s'en servir pour la plupart de ses besoins. Le goître et la tumeur sternale étaient dans le même état. Les bruits du cœur étaient tumultueux, et la tension artérielle moindre. La plaie du cou parfaitement guérie, il y avait un petit soulèvement, une pulsation dans la carotide autour du point où elle avait été liée. Le globe tout à fait atrophié est réduit à un simple point de niveau avec la joue. Les paupières sont normales ; l'orbite est rempli d'une matière solide, sur laquelle on agit en pressant la tumeur zygomatique, comme d'ailleurs on agit sur elle en pressant la masse orbitaire. Cette tumeur de la tempe est, je crois, un peu plus étendue que deux mois avant; elle est molle, compressible, communique avec l'orbite comme le doigt placé sur chacune des tumeurs le montre. Pas de pulsation, pas plus que dans la tumeur du pariétal qui n'a pas beaucoup changé, peut-être un peu augmentée. Plus de bruit ni de trouble dans la tête. — Les reins fonctionnent bien.

Il arriva dans cet état jusqu'au milieu de décembre 1863. Sa femme me fit venir alors parce qu'il avait perdu tout à coup l'usage du bras droit. Peu de jours avant, en poursuivant un de ses enfants qui avait désobéi (mais qui put s'échapper), son bras demeura inerte. Croyant à une fracture, je priai mon fils, J.-A. Nunneley, de le voir, Il trouva l'humérus cassé à sa partie moyenne, et le réduisit avec des attelles. — J'appris de lui que le malade n'était pas très-changé, si ce n'est qu'il avait une énorme tumeur entourant l'omoplate gauche, tumeur qui s'était développée rapidement depuis que je l'avais vu.

Mon fils le vit fréquemment, et j'avais chaque semaine de ses nouvelles par sa femme. L'humérus se réunit bien. Peu à peu il s'affaiblit, les tumeurs sternale et scapulaire grossirent jusqu'au milieu d'août 1864, époque à laquelle il mourut de diarrhée.

Autopsie deux jours après la mort.

Le corps était très-amaigri. La nature de la maladie

était maintenant évidente. Il y avait une énorme tumeur siégeant au-dessus, et entourant l'omoplate gauche. La tumeur sternale était beaucoup plus volumineuse, et dans la peau, tout autour, il y avait une quantité de petits tubercules; elle remontait jusqu'à la glande thyroïde développée, et se confondait avec elle. — Les gonflements ganglionnaires du cou avaient augmenté ; *l'orbite droit était rempli par une masse tuberculeuse qui en sortait et le remplissait.* Les tumeurs zygomatique et pariétale n'avaient pas changé. — Il n'y avait aucune autre tumeur semblable du côté droit de la tête. La peau n'est en aucun endroit ulcérée. L'humérus droit est fracturé de nouveau, et l'os très-divisé. L'os s'était rompu avec un craquemeut évident deux jours avant la mort, pendant que son fils le tournait sur son lit.

Avant l'ouverture du cadavre, le caractère malin de la maladie était évident. La tumeur sternale avait commencé probablement dans l'os. La structure de celui-ci avait presque disparu. La masse s'étendait autant dans la poitrine qu'à l'extérieur, refoulait les poumons en haut et le cœur en bas. Les poumons n'étaient pas malades; le cœur était gros et mou, sans autre altération ; était à peu près plein, surtout le ventricule gauche, fibrine blanche et résistante. La glande thyroïde était une énorme masse de cancer médullaire qui comprimait la trachée et l'œsophage. Les tumeurs zygomatiques et orbitaires se tenaient et communiquaient par une large ouverture dans l'aile de l'os sphénoïde. Dans l'orbite, la masse était plus solide, mais dans la tumeur zygomatique, elle ressemblait à de la bouillie épaisse (thick porridge). Cela explique comment on pouvait diminuer cette tumeur et affaisser le globe de l'œil en pressant sur l'une ou l'autre. La tumeur pariétale passait à travers une large ouverture de l'os dans le crâne, au-dessus de la duremère à laquelle elle tenait. Elle est molle comme l'autre tumeur, ce qui explique sa diminution à la pression et la pulsation.

En ouvrant le crâne, on trouve la surface du cerveau recouverte de sérosité. La substance est molle, sans autre altération ; sur le côté de la selle turcique, «*se trouvait un prolongement de la tumeur orbitaire qui avait oblitéré le sinus caverneux droit ; prolongement plus solide que la tumeur de la tête, la veine ophthalmique avait été comprimée au point d'être perdue dans la masse...*» Les vaisseaux formant le cercle de Willis étaient pareils des deux côtés. La carotide droite avait été bien liée. Au-dessous de la ligature du côté droit, la carotide gauche dans toute son étendue, les bronches, étaient d'un calibre double du calibre normal ; ce vaisseau pouvait admettre juste l'extrémité du petit doigt.

OBSERVATION XXI.

(Nunneley, loc. cit.)

Le 21 août 1859, Mme J. de Kirkstall Road, à Leads, âgée de 42 ans, me fut amenée. Elle était mère de sept enfants ; le dernier était né six jours avant. — Une semaine avant son accouchement (juillet 28) elle s'était levée, comme d'habitude, de bonne heure, mais une douleur particulière du côté droit de la tête, « tout à fait différente d'un mal de tête ordinaire, » qui la rendait très-souffrante, lui fit garder le lit. Pendant quelle était couchée, tout à coup, « comme un grand éclair de lumière, » elle appela sa mère qui était à côté de son lit : « La douleur a pénétré dans mon œil droit et il me semble tout en feu. » Les paupières sont fermées, chaudes, elle ne peut les remuer, bien qu'elle puisse voir, si on les ouvre avec les doigts. — La douleur, le bruit, le bourdonnement du côté de la tête et dans l'oreille l'accablent. — On ne pouvait dire s'il y avait saillie du globe.

Le 4 août, elle accoucha d'un enfant vivant, à terme

Le travail fut naturel mais plutôt long. A dater de ce moment, la saillie de l'œil augmenta rapidement et la douleur fut plus insupportable surtout pendant les quelques derniers jours.

A cette époque (21 août), je trouvai le globe oculaire droit très-saillant, la *vue abolie*, la *cornée trouble*, mais non à un degré suffisant pour expliquer la perte de la vue. La *papille modérément dilatée et immobile*, les paupières livides et assez gonflées pour ne pouvoir être rapprochées, l'espace laissé entre elles rempli par un chémosis épais. Il y avait une grande chaleur dans la partie externe, sensation comme si l'œil allait éclater. Au-dessus du côté droit de la tête et dans l'oreille, il y avait un bourdonnement continuel « aussi fort que le bruit produit par un marteau à vapeur de fonderie » (elle habite près d'une forge). Ce phénomène rendait son esprit égaré, augmentait par les mouvements brusques ou les émotions. Il n'y avait pas de fluctuation et la tumeur était trop solide pour y supposer de la suppuration ou du liquide. En appliquant l'oreille sur l'œil, on entendait un bruit et on percevait une pulsation distincte. Sans doute la cause qui les produisait était profonde et puissante, car on pouvait les entendre au-dessus du sourcil gauche et de la tempe. M. Busk, étant dans le voisinage, me donna le concours de son opinion et s'accorda avec moi sur la nature de la maladie et l'indication de lier la carotide. Il m'assista dans cette opération qui fut pratiquée le 24. Il la suivit pendant quelques jours. *Aucun symptôme ne se produisit sur le cerveau ou la circulation, par la ligature de l'artère.* Le bruit et la pulsation cessèrent instantanément, ainsi que la gêne et le bourdonnement dans la tête; la saillie de l'œil devient moindre et la congestion diminue.

16 septembre. Vingt-trois jours après l'opération, la ligature est tombée, les paupières sont plus fraîches et moins gonflées, la conjonctive moins vasculaire, la saillie de l'œil manifestement moindre, la cornée est parfaite-

ment nette; mais il n'y a pas la moindre perception de la lumière.

10 octobre. Il n'y a d'œdème dans aucune des paupières, mais chaleur et vascularisation de la conjonctive et du globe : celui-ci est rentré rapidement dans l'orbite, la cornée est parfaitement nette et le cristallin moins trouble. La structure de l'iris paraît normale et la pupille est dilatée comme avant l'opération et tout à fait immobile. Elle peut maintenant distinguer le jour de la nuit. Il y a anesthésie au front et impossibilité de mouvoir les paupières. Le globe est absolument immobile, malgré tous les efforts de la malade pour le remuer. Quel que soit le degré de rotation de l'œil gauche, on n'aperçoit aucun mouvement dans l'œil droit.

Il doit y avoir une pression considérable sur les nerfs de l'orbite, probablement dans le sinus caverneux, car si elle existait dans l'orbite elle n'intérresserait pas également tous les filets nerveux et ne paralyserait pas tous les muscles. Il y a eu certainement un grand épanchement dans l'orbite pour produire une exophthalmie presque complète; mais, comme il s'est résorbé, il faut en tenir moins compte pour expliquer l'action sur la totalité des muscles orbitaires; d'autant plus, la perte du mouvement a précédé le grand épanchement dans l'orbite. Je pense que la pression sur les nerfs et la veine ophthalmique était causée par la rupture d'un anévrysme dans le sinus caverneux au moment où la malade s'est plainte des symptômes désagréables. La ligature de la carotide ayant arrêté toute autre effusion, la résorption et la coagulation du sang épanché se font maintenant. D'après le progrès de la maladie, il est probable que tout le sang épanché sera résorbé et que le globe reprendra sa position normale. La vue se rétablira-t-elle, c'est douteux; mais, vu que la cornée est maintenant tout à fait saine, le cristallin moins trouble, la vascularisation de la cornée presque disparue, le globe revenu dans l'orbite, il est possible qu'elle se rétablisse, et, dans tous les cas, les mouvements de l'œil peuvent reparaître. —Cas d'anévrysme chez une *femme*, mais du côté droit et non du côté gauche à noter.

Autopsie. — La maladie avait débuté subitement le 28 juillet 1859. La carotide fut liée le 21 août suivant. La femme alla parfaitement, quoiqu'il se passa un temps assez considérable avant que le globe rentrât tout à fait dans sa position normale dans l'orbite, et que la tumeur et la congestion des paupières eussent disparu complétement. Pourtant, à la fin, il en était ainsi et toutes les parties avaient repris leur aspect naturel, excepté le cristallin qui resta opaque et la sclérotique un peu terne. J'avais souvent l'occasion de voir la malade; elle disait qu'elle allait bien, sauf une certaine gêne de la respiration qu'elle attribuait à son énorme goître. Après s'être rétablie de l'opération elle continua à faire son travail de ménage jusqu'à la fin de février 1864. Quoiqu'elle se fût plaint depuis peu de tomber en faiblesse et en léthargie; le 26 février, un médecin la vit et la trouva tout à fait sensible, mais souffrant de ce qu'il prit pour une violente attaque de bronchite qui régnait en ce moment. Dans l'après-midi du jour suivant des symptômes d'apoplexie séreuse survinrent et elle mourut.

J'examinai la tête et le cou, quarante heures après la mort. Les veines du cuir chevelu et tous les sinus cérébraux étaient remplis de sang noir et fluide. L'arachnoïde était dure et plus opaque qu'à l'ordinaire. Tous les vaisseaux de la pie-mère étaient congestionnés. Le cerveau était petit, avec de la sérosité transparente à sa surface. La surface supérieure des hémisphères cérébraux est semblable; mais, en les coupant au niveau du corps calleux, toute la partie antérieure de l'hémisphère droit, surtout la portion fibreuse (fibrous part), se trouvait beaucoup plus petite que celui du côté gauche; c'était surtout marqué à la surface inférieure, de façon que la partie inférieure entière du lobe antérieur droit n'était pas plus étendue que la moitié du côté gauche correspondant. Il n'y avait pas d'autre altération; la vascularisation, la couleur, la consistance des deux côtés étaient semblables, les vaisseaux sanguins des deux côtés du cerveau étaient également dilatés et de même étendue.

Du côté droit de la selle turcique, on trouva un anévrysme circonscrit de l'artère ophthalmique juste à son origine, aussi large qu'une noisette; cette artère était remplie par un caillot rouge, solide, peu adhérent aux parois artérielles, de sorte qu'en ouvrant l'artère, il s'échappa tout entier au dehors.

L'artère ophthalmique se dirige en avant dans l'orbite; ses troncs et ses branches étaient d'une très-petite étendue.

La carotide droite se divisait comme à l'ordinaire en ses trois branches qui étaient d'égal diamètre que celle de la carotide gauche; le cercle de Willis était normal.

OBSERVATION XXII.

(Observation de Lenoir.)

Le 14 février 1851, entra à l'hôpital Necker, salle Sainte Marie, n° 7, la nommée Remy, âgée de 26 ans. A la suite d'une chute, elle ressentit une violente douleur à la tête, principalement vers la nuque; elle dit n'avoir point perdu de sang ni par le nez, ni par l'oreille. Elle s'aperçut seulement qu'elle avait le côté gauche de la face paralysé. Il y a quatre mois, la paupière supérieure gauche devint proéminente; elle était soulevée, comme tuméfiée. Peu à peu, elle augmenta de volume, l'œil fut chassé de l'orbite et la tumeur gagna la fosse temporale.

A son entrée, l'œil gauche avec la partie environnante représente une tumeur à base large, à sommet saillant. Ce sommet correspond *à l'angle externe* des paupières, les bords en sont bien limités. L'œil, repoussé de l'orbite, fait sur cette tumeur une saillie considérable. Il jouit d'ailleurs de tous ses mouvements et la vue n'est pas troublée; seulement le cours continuel des larmes empêche la malade de fixer longtemps le même objet. Aucune douleur ni dans l'orbite, ni dans la tempe, mais céphalalgie assez vive, bourdonnement d'oreille qu'elle compare au bruit d'un rouet. La tumeur est légèrement bleuâtre; lorsqu'on la presse sous la main, on sent manifestement des pulsations isochrones aux battements de l'artère carotide primitive. Quand on comprime ce vaisseau, tout battement cesse dans la tumeur qui devient moins tendue, plus molle et semble s'affaisser. La pression, même forte, ne détermine aucun phénomène cérébral. On entend dans la tumeur un susurrus léger.

On lie la carotide, les battements cessent et, malgré la réapparition de la tumeur assez volumineuse, ne se reproduisent plus. Mort et autopsie.

A l'autopsie, on trouva dans cette région une saillie du volume du poing, grisâtre, divisée transversalement en deux lobes inégaux; les os frontal, malaire et maxillaire supérieur, sont repoussés en dehors; ils ont été en partie envahis par le produit morbide. A la coupe, la tumeur présente une surface rougeâtre; certains points sont ramollis et laissent échapper à la pression un liquide épais. Les vaisseaux sont très-petits, mais assez nombreux. Le microscope fait reconnaître dans ce tissu l'élément cancéreux. Un prolongement s'étendait dans la fosse zygomatique, l'œil était atrophié, les muscles étaient conservés à l'état normal, le nerf optique très-allongé.

Chez cette malade, on trouva en outre une tumeur encéphaloïde dans la cavité crânienne, entre le trou déchiré postérieur, le trou occipital, le sinus latéral et une ligne qui irait de la base du rocher au pourtour du trou occipital. Le lobe antérieur et le lobe moyen du cerveau contiennent une tumeur semblable; une autre se trouve dans le centre ovale, une quatrième dans le lobe postérieur. Le cervelet en renferme une dans son épaisseur. Les deux poumons sont remplis de petites masses cancéreuses.

CHAPITRE V.

TRAITEMENT.

L'indication, quelle que soit la nature de l'affection, est de réduire la quantité de sang qui arrive dans la partie siége des battements et de diminuer la force du courant circulatoire.

Les divers moyens employés dans ce but ont été : la ligature de la carotide primitive du côté malade, l'injection avec une liquide coagulant, l'électro-puncture ; les purgatifs, les saignées, les applications froides : moyens médicaux. Quand la maladie ne se manifeste pas avec des symptômes alarmants, suit une marche lente et progressive, par exemple chez une femme faible, nerveuse, ayant les yeux gros, avec des troubles cardiaques, qu'il n'en résulte pas pour la malade une gêne insupportable, l'impossibilité de dormir, on devra recourir seulement aux applications de glace, à la diète sévère, éviter les émotions, les exercises violents, peut-être même pratiquer des saignées peu abondantes, car dans certains cas une hémorrhagie accidentelle paraît avoir diminué l'intensité des symptômes (obs. XV, Travers).

Ces divers moyens devront toujours être

tentés, quand, après la ligature de l'artère du côté malade, les symptômes paraissent s'aggraver de nouveau, avant de lier la carotide de l'autre côté. Nous voyons dans le cas de Nunneley (obs. V), qu'ils ont réussi, au moins comme adjuvants, d'autant mieux qu'ils s'éloignaient davantage du régime suivi antérieurement par le malade: le braconnage pendant la nuit et la bonne chère pendant le jour. Également dans les deux cas de Wecker (obs. I et VIII), ce fut le seul traitement appliqué avec la compression digitale.

Moyens chirurgicaux. — La compression a été mise en usage plus particulièrement en Italie. On cite deux cas de guérison, un à Venise, l'autre à Padoue, par Gioppi (*Giornale d'oftamologia italiano*, 1858, p. 136), et dans les deux cas de Wecker. Mais ce moyen est difficile à appliquer, eu égard à la situation du vaisseau qui n'est appuyé sur aucun plan résistant. Il faut alors exercer une compression tellement énergique qu'elle amène forcément celle de la veine jugulaire du pneumogastrique et des nerfs sympatiques et par suite des désordres fonctionnels.

Electro-puncture. — Nous ne connaissons qu'une observation de Bourguet, (obs. XIII), dans laquelle on tenta l'électro-puncture sans aucun succès, puisqu'on a été obligé de recourir ensuite à l'injection coagulante qui a réussi.

Injection coagulante. — Cette opération, destinée, par la coagulation du sang dans les vaisseaux, à supprimer la cause de distension incessante, a réussi chez un assez grand nombre de malades : cas de Brainard, (obs. X), Desormeaux, (obs. XII), de Bourguet, (obs. XIII). Alors il ne faut pas faire une seule injection de liquide coagulant, perchlorure de fer ou lactate de fer, mais des injections successives.

Ligature de la carotide. — Le traitement qui paraît avoir réussi le plus souvent est la ligature de la carotide primitive du côté malade : sur 6 cas de Nunneley 5 ont guéri et le 6e mourut d'une autre maladie : ceux de Travers, Dalrymple guérirent également et d'autres.

On pourrait hésiter à faire une aussi grave opération, à cause des accidents du côté du cerveau, qui peuvent se manifester immédiatement après la ligature, tels que la paralysie du côté opposé, mais cette paralysie n'est pas de longue durée et se dissipe presque entièrement dans tous les cas en suivant la marche d'une hémiplégie ordinaire. la sensibilité de la jambe et du côté revenant avant celle du bras.

On pourra se déterminer d'autant plus facilement à faire la ligature de la carotide, qu'en général, les résultats obtenus lorsqu'on l'a faite pour des tumeurs pulsatiles de l'orbite ont été plus heureux que la même opération pratiquée pour toute autre maladie.

Elle ne présente d'ailleurs aucune difficulté opératoire. Dans presque toutes les observations anglaises de Mackenzie, de Nunneley, la réduction est la même : l'opération n'était pas difficile : « on ne vit ni le pneumogastrique ni la veine jugulaire, etc., » sauf le cas de Nunneley où la malade, femme très-grasse, portait un goître énorme qui avait étalé le muscle sterno-mastoïdien.

Paris. A. Parent, imprimeur de la Faculté de Médecine, rue Mr-le-Prince, 31.

LEFRANÇOIS, libraire,

9 ET 10, RUE CASIMIR-DELAVIGNE (PLACE DE L'ODÉON)

ATTIMONT. — **Considérations sur les résultats de la Paracentèse** dans la pleurésie purulente. 1 vol. in-8, 1869. 2 fr. 50.

BEZARD. — **Recherches sur l'Emphysème traumatique** consécutif aux fractures des côtes. 1 vol. in-8, 1868. 2 fr. 50.

BERNARD (Cl.) et HUETTE. — **Atlas de médecine opératoire et d'anatomie chirurgicale.** 1 vol. de 113 planches. 1868. Relié figures noires. 20 fr.

— Le même, figures coloriées. 40 fr.

BOUCHARD. — **Des fractures de la rotule,** compliquées d'ouverture de l'articulation tibio-fémorale et de leur traitement. 1868. In-8º de 92 pages, 1868. 2 fr. 50

BRIGHT. — **Des tumeurs situées à la base du cerveau et des maladies organiques de l'encéphale,** traduit par le Dr HILLAIRET, brochure in-8 de 32 pages. 1861. 50 c.

BURGGRAEVE, professeur à l'Université de Gand. — **Chirurgie théorique et pratique,** comprenant la pathologie chirurgicale générale, descriptive, topographique, les pansements et les opérations, la clinique chirurgicale avec des tableaux synoptiques, l'histoire des maladies. 1 vol. grand in-8º de 502 pages, le portrait de l'auteur, et 8 planches gravées. 1860. 5 fr.

— **Les appareils ouatés,** ou nouveau système de déligation pour les fractures, les entorses, les luxations, les contusions, les arthropathies, etc. 1 vol. in-folio, comprenant 20 planches gravées et un splendide portrait de l'auteur. Au lieu de 150 fr., net. 35 fr.

BUREAUD-RIOFREY. — **Du Choléra**; moyens préservatifs et curatifs, nouvelle édition. 1865. 1 vol. grand in-18. 1 fr. 50

CAVASSE. — **De la Pneumonie interstitielle du sommet des poumons chez les vieillards.** In-8, avec planches. 1868. 1 fr 50

CASSOULET. — **De la paralysie du nerf moteur oculaire commun.** 1 vol. in-8 de 128 pages. 1869. 2 fr. 50

COLAS. — **De la Contracture essentielle des extrémités,** et de ses rapports avec le rhumatisme. In-8, de 127 pages. 1868. 3 fr.

CHEVILLION. — **Étude générale sur la Dégénérescence,** dite amyloïde. 1 vol. in-8. 1868. 2 fr. 60

COSTE. — **Manuel de Dissection,** ou éléments d'anatomie générale, descriptive et topographique, Paris, in-8º de 700 pages. 1 fr. 25

COTARD. — **Étude sur l'Atrophie partielle du Cerveau.** 1 vol. in-8, de 105 pages et deux belles planches lithographiées, 1868. 3 fr.

COUSIN (A.). — **Traitement des maladies de l'oreille.** Exploration organique et fonctionnelle de l'appareil de l'ouïe. 1 vol. cartonné in-12 de 212 pages, avec figures dans le texte. 1870. 3 fr. 50

COLLONGUES. — **Traité de Dynamoscopie,** ou appréciations de la nature et de la gravité des maladies par l'auscultation des doigts. 1 vol. grand in-8 de XVI-375 pages. 1 fr. 25

DE LIGNEROLLES. — **Recherches sur la région de l'Ombilic et les fistules ombilicales.** 1 vol. in-8 de 112 pages. 1869. 2 fr. 50.

DEVAL. — Professeur de clinique ophthalmologique, membre des Académies de médecine de Madrid, de Naples, de Marseille, de Poitiers, etc., etc. **Traité théorique et pratique des maladies des yeux,** avec 44 figures dans le texte, et 12 planches dont 6 coloriées représentant les principales altérations constatables à l'ophthalmoscope, l'échelle d'E. Jæger, destinée à l'épreuve de la vue. 1 beau vol. grand in-8º de 1056 pages. 12 fr.

FONTAINE. — **Étude sur les Injections utérines après l'accouchement.** 1 vol. in-8, 1869. 2 fr. 50

GADAUD. — **Étude sur le nystagmus,** 1 vol. in-8 de 158 pages. 1869. 3 fr.

HALLEZ. — **Des localisations rhumatismales** qui peuvent précéder la localisation articulaire aiguë. In-8, 1869. 2 fr. 50

Paris. A. PARENT, imprimeur de la Faculté de Médecine, rue Mr-le-Prince, 31

www.ingramcontent.com/pod-product-compliance
Ingram Content Group UK Ltd.
Pitfield, Milton Keynes, MK11 3LW, UK
UKHW021615260726
13994UKWH00003B/1012